烹饪教程真人秀

下厨必备的
养生粥品分步图解

甘智荣 主编

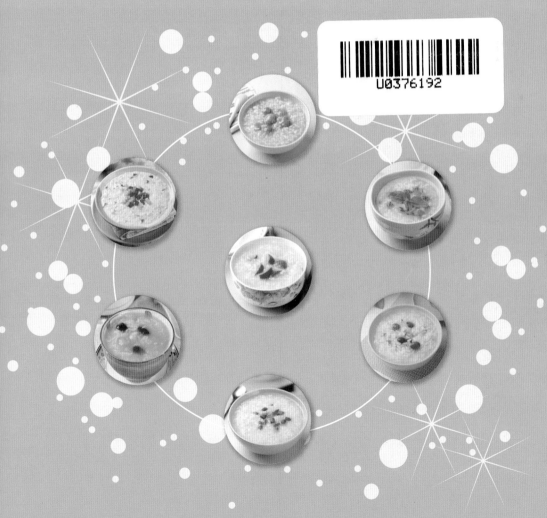

吉林科学技术出版社

图书在版编目（ＣＩＰ）数据

下厨必备的养生粥品分步图解 / 甘智荣主编. -- 长
春：吉林科学技术出版社，2015.7
（烹饪教程真人秀）
ISBN 978-7-5384-9537-9

Ⅰ．①下… Ⅱ．①甘… Ⅲ．①粥－食物养生－食谱－
图解 Ⅳ．① R247.1-64 ② TS972.137-64

中国版本图书馆 CIP 数据核字 (2015) 第 165778 号

下厨必备的养生粥品分步图解

Xiachu Bibei De Yangsheng Zhoupin Fenbu Tujie

主　　编　甘智荣
出 版 人　李　梁
责任编辑　李红梅
策划编辑　黄　佳
封面设计　郑欣媚
版式设计　谢丹丹
开　　本　723mm×1020mm　1/16
字　　数　220千字
印　　张　16
印　　数　10000册
版　　次　2015年9月第1版
印　　次　2015年9月第1次印刷

出　　版　吉林科学技术出版社
发　　行　吉林科学技术出版社
地　　址　长春市人民大街4646号
邮　　编　130021
发行部电话/传真　0431-85635177　85651759　85651628
　　　　　　　　　　85677817　85600611　85670016
储运部电话　0431-84612872
编辑部电话　0431-86037576
网　　址　www.jlstp.net
印　　刷　深圳市雅佳图印刷有限公司

书　　号　ISBN 978-7-5384-9537-9
定　　价　29.80元

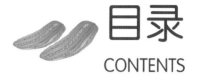

目录
CONTENTS

PART 1 做好准备熬好粥

PART 2 四季养生好粥道

◎春季养生粥

◎夏季养生粥

◎秋季养生粥

◎冬季养生粥

PART 3 体质调养喝粥好

◎平和体质养生粥

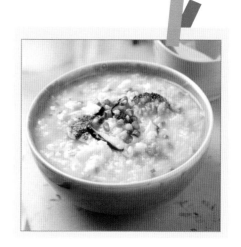

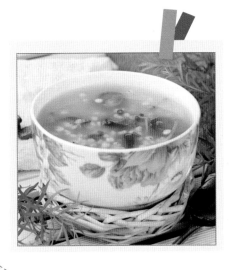

◎ 特禀体质养生粥

PART 4　　健康全家把粥熬

◎ 儿童养生粥

◎ 老年人养生粥

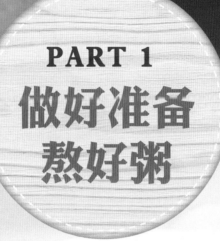

PART 1
做好准备
熬好粥

　　粥是人们日常主食之一，容易消化，能健脾养胃，促进身体新陈代谢。南宋著名诗人陆游极力推荐食粥养生，认为能延年益寿，曾作《粥食》诗一首："世人个个学长年，不悟长年在目前，我得宛丘平易法，只将食粥致神仙。"要熬出一碗好粥，选择合适的食材和锅具、掌握恰当的方法是根本。本章就细细地教你，熬出美味养生粥。

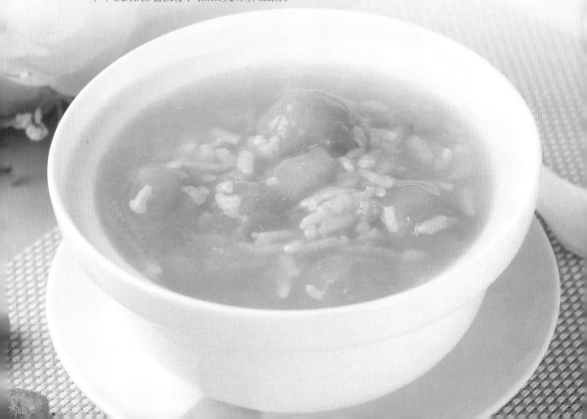

食粥的好处

　　食粥，历来为养生家所重视。宋代陆游中年患胃病，得张文潜粥疗之法，除病受益。明代李时珍在《本草纲目》中写道："每日起食粥一大碗，空腹胃虚，谷气便作，所补不细，又极柔腻，与肠胃相得，最为饮食之妙诀也。"故善养生者，多以粥食为珍。粥易于消化，调剂口味，摄生养体，尤其是老年人竟日食粥，必能体强身健，享尽大寿。

　　养生养颜：粥中丰富的营养是养生所不可缺少的，它不但可以滋润皮肤，令皮肤有弹性，还可以延缓细胞老化，令皮肤光滑，减退伤痕，改善湿疹、皮肤溃疡等问题。食用含有钙质的粥可以使骨骼坚硬，保持牙齿的健康。粥中丰富的蛋白质等营养成分，能使脱水性皮肤避免因肤质过紧而产生直而深的皱纹，防止皮肤因老化而失去弹性。

　　增强食欲，补充体力：生病时经常伴随食欲不佳，清粥搭配一些色泽鲜艳又开胃的食物，如梅干、甜姜、小菜等，既能促进人的食欲，又能为虚弱的病人补充能量，恢复体力。夏季人体阳气易趋于外，且属于最旺的时期，新陈代谢十分旺盛，汗出较多，气随津散，所以夏季最易损伤人体阳气，耗失津液水分。加之长夏雨多湿重，易困脾阳，极易导致食欲不振。此时。建议饮食以清淡易消化为宜，而喝粥则是较好的选择。夏天喝粥，既能补充因炎热多汗而丢失的水分，又能很好地养胃护脾，一举多得。

　　防止便秘：现代人饮食过于精细又长期缺乏运动，多有便秘的症状。粥中含有大量的水分，平日多喝粥，除了能果腹止饥之外，还能为身体补充水分，有效防止便秘。取决明子10克，炒香后水煮取汁，加大米60克煮为稀粥服食。可明目滋阴，润肠通便，降压降脂，适用于患高血压、高血脂的便秘者。

　　预防、治疗感冒：天气转凉时，早上起床后喝上一碗热粥，可以起到保暖、增强身体御寒能力、预防受寒感冒的作用。对于有轻微伤寒感冒的患者，在熬粥过程中加点姜末和葱白，还能起到治疗作用。

　　调养肠胃：胃病与人们自身的不良生活、饮食习惯密切相关，胃病单纯靠吃药是吃不好的，必须防治结合，三分治疗，七分调养，如感到胃脘部发冷，可以多喝点小米粥，民间有小米粥养胃的说法，气候转凉时，要注意胃部保暖，以免受到寒邪侵袭加重肠胃不适。同时要注意保持良好的情绪和精神状态。平日应少食多餐、细嚼慢咽。

　　延年益寿：喝粥可以延年益寿，五谷杂粮熬煮成粥，含有更丰富的营养素与膳食纤维，对于年长、牙齿松动的人或病人，多喝粥可防小病，更是保健养生的最佳良方。黑芝麻淘净晒干，炒熟研细，每次取25克，投入以100克粳米煮至将熟的粥内，加蜂蜜1匙，熬至粥稠食用。此粥能延年益寿、润肠通便、益五脏、壮筋骨，适用于肝肾不足、虚风眩晕、风痹、瘫痪、大便秘结、病后虚羸、须发早白、妇女产后乳少等。

熬粥锅具的选择

　　粥是一款老少皆宜的大众食谱，熬煮软熟的粥入口即化，下肚后非常容易消化。而熬煮粥所用的锅具直接影响着能否熬出一锅好粥。

　　炆烧煲：炆烧煲用来煮粥非常方便，晚上睡觉之前把米和水放内胆烧开大概15分钟后放到外胆，盖好盖，第二天就有软软糯糯的粥了。

　　高压锅：高压锅熬粥主要有三大好处：一是温度高，由于压力提高，沸点随之提高，约在108℃-120℃之间。二是由于压力高，烹调速度快，烹调时间只是常压烹调的1/3，其中除了升温和降温时间之外，真正处于高压的时间并不长。三是密闭，排气之后，不再与外界空气接触，有一定的真空度。这三大特点，使得高压熬粥在保存营养素方面，存在着一定的优势。但是，用高压锅煮粥时，水位最好在三分之二以下，水位过高容易使米粒或玉米渣堵塞安全阀的入口孔而发生危险；在盖锅盖前，一定要先检查一下锅盖中心那个限压阀的孔是否通畅，锅盖上的其它阀是否正常。橡胶密封圈使用一段时间以后就要老化。老化的胶圈易使电压力锅漏气，为此，需要及时更新。

　　电饭煲：电饭煲中加水煮开后，将材料放进去，开始小火慢熬，等到材料都熟烂后，选择保温模式，什么时候喝都可以。但是在煮粘稠的粥时要防止扑锅，可以等粥开了后直接按到保温状态，过二十分钟等米烂了再按回煮饭状态烧开就可以了。

　　电砂锅：电砂锅中注水煮开后，将材料放进去，开始小火慢熬，煮粥大概需要两个小时。用电砂锅熬粥耗电大，时间长，不过营养安全。

　　砂锅：米放入砂锅加水煮开，煮到米稍微有点开花的时候，放入配料、调味料，再煮二十到三十分钟，煮好后别开锅，用锅盖再焖15分钟左右，粥会更香。砂锅煮粥营养和安全是最好的，但同电砂锅一样熬煮时间稍长。

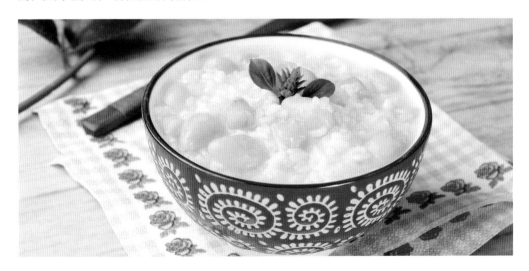

熬粥也需好刀工

粥不仅鲜香美味，而且其养生和食疗作用已广泛受到重视。为了让食（药）材的营养成分最大量的溶入粥中，必须在熬粥之前进行切制处理。

◎切片

常用材料：土豆、萝卜、菇类、洋葱等。

切法实例：①取洗净的杏鲍菇，用刀将一侧切平整；②将杏鲍菇切成片状；③将剩余的杏鲍菇切成片即可。

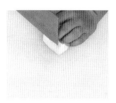 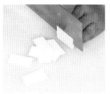 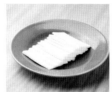

◎切斜片

常用材料：香菇、白菜、冬笋、竹笋、鱼类等。

切法实例：①取洗净的香菇，去蒂；②将香菇斜切成片状；③将剩余的香菇切成片即可。

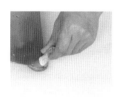 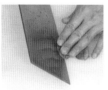 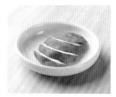

◎切段

常用材料：葱、西芹、芦笋等。

切法实例：①把西芹切段，切口与纤维成直角。②切成1~3厘米长小段。

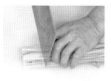 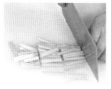 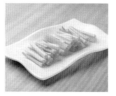

◎切块

常用材料：胡萝卜、瓜类等。

切法实例：①取一条洗净的丝瓜，纵向对半切开；②取其中的一半，纵向对半切开成长条状；③将另一半也对半切开成长条状。

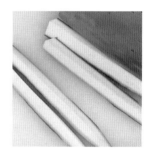

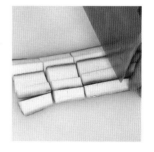

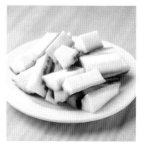

◎ 切条

常用材料：萝卜、竹笋、椰菜等。

切法实例：①取洗净的鸡腿菇一根，用刀将一侧切平整；②用刀将鸡腿菇的根部切平整；③纵向对半切开。

◎ 切丝

常用材料：黄瓜、萝卜、白菜等。

切法实例：①取洗净的白菜，依次切成均匀的片状；②将片摆放整齐，用刀切丝状；③用刀将片依次切成均匀的丝状即可。

◎ 切丁

常用材料：胡萝卜、香菇等。

切法实例：①首先把香菇切成1厘米方条状。②把方条切成1厘米方粒形状；过大的方粒会使火力不易透进。

◎ 切粒

常用材料：葱、蒜、芹菜、韭菜和萝卜等。

切法实例：①纵向将芹菜剖开，一分为二；②将芦笋切成条状；③再切成1厘米方粒形状。

◎ 剁茸

常用材料：姜、虾米、蒜头和豆豉等。

切法实例：①取洗净的金针菇，摆放整齐，用直刀法切末；②将金针菇依次切成均匀的末；③将所有的金针菇切成末即可。

◎ 切菱形丁

常用材料：菜梗、莴笋等。

切法实例：①将洗净的菜心梗摆成阶梯状，斜切掉根部；②将菜梗斜切成菱形丁状；③将菜梗依次斜切成均匀的菱形丁状即可。

粥膳养生常用食材

　　大米可能是很多人煮粥的首选材料，其实还有很多更加营养，更加美味的五谷杂粮可用来煲粥。

◎五谷杂粮类

　　大米：是稻谷经去壳、碾米、成品整理等工序后所制成的成品，又称稻米。大米性平，味甘，具有补中益气、健脾养胃、止渴除烦、润燥清肺等功效。

　　糯米：又叫稻米、江米、元米、酒米，是常食的粮食之一。糯米黏滑，是一种温和的滋补品，具有补虚养血、健脾暖胃、止汗等功效。

　　小米：又叫粟米，由粟脱壳制成，因粒小而得名，传统医学认为，小米味甘咸，有清热解渴、和胃安眠的功效，适合阴虚劳损、久病不育、失眠多梦、消化不良等患者食用调理。

　　粳米：是用粳型非糯性稻谷碾制成的米。米粒一般呈椭圆形或圆形，南方俗称其为"肥仔米"。米粒丰满肥厚，横断面近于圆形，煮后

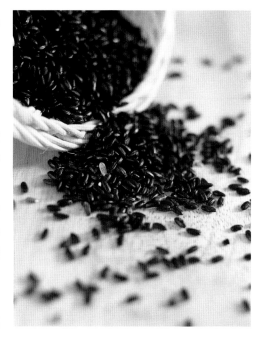

黏性油性均大，柔软可口。著名的小站米、珍珠米、水晶米、上海白粳米等都是优良的粳米。

　　小麦：小麦是小麦属植物的统称，是一种在世界各地被广泛种植的禾本科植物，味甘，性寒，无毒，有除烦止渴、清热生津的功效。

　　黑米：又叫黑粳米，外表纯黑发亮，香味独特，米质佳，具有滋阴补肾、健脾暖肝、补益脾胃、益气活血、养肝明目等功效。一般来说，黑米用来煮粥口感最好，最好再配些糯米来增加黏度。

　　玉米：又称玉蜀黍、大蜀黍、棒子、苞米、苞谷等，味甘，性平，是粗粮中的保健佳品，常食玉米对人体健康有利。

　　薏米：又称薏苡仁、苡仁等，是一种常用中药，又是常吃的食物，能够健脾胃、清热祛湿，对于脾虚水肿患者非常有帮助。

　　花生：花生为豆科植物落花生的种子，是人们常食的食物，其营养非常丰富，它含有的维生素E和一定量的锌，能够增强免疫、抗衰老、延缓脑功能衰退、滋养皮肤。

　　芝麻：又叫胡麻、白麻，既可食用又可作为油料，自古以来就被称为长寿不老的高级食

品。芝麻油黑、白两种，食用以白芝麻为好，药用以黑芝麻为良。中医学认为，芝麻是一味强壮剂，有补血、润肠、生津、通乳、养发等功效。

燕麦：俗称油麦、玉麦，是一种低糖、高营养、高能食品。燕麦经过精细加工制成麦片，使其食用更加方便，口感也得到改善，成为深受大家欢迎的保健食品。

◎ 果蔬类

豆苗：为豆科植物豌豆的嫩苗。其味清香，质柔嫩，滑润适口，营养丰富，含有多种人体必需的氨基酸。

胡萝卜：胡萝卜对人体具有多方面的保健功能，因此被誉为"小人参"，它含有大量的胡萝卜素，有补肝明目的作用，可治疗夜盲症。

芹菜：又称富菜，是原产于欧洲地中海地区一带的蔬菜。芹菜作为食用部分的主要为叶柄。中医认为，芹菜味甘，性温，入肺、胃、肾经，可固肾止血、健脾养胃，有利于安定情绪，消除烦躁。

山药：又名薯蓣、大薯，含有淀粉酶、多酚氧化酶、皂苷等多种营养素，有强健机体、滋阴益精、补肺气、养肺阴的作用。

梨：梨性甘味寒，具有清心润肺的作用，对肺结核、气管炎和上呼吸道感染的患者所出现的咽干、痒痛、音哑、痰稠等症皆有疗效。

南瓜：又称饭瓜，既可做菜，又可代粮，具有很好的食疗价值。中医认为，南瓜性温，具有预防高血压、防癌、养肝健肾、促进消化之功效，肥胖者和中老年人尤其适合食用。

萝卜：又名莱菔、罗服。中医认为，萝卜性凉，味辛甘，可消积滞、化痰清热、下气宽中、解毒。常吃萝卜可降低血脂、软化血管、稳定血压，还可预防冠心病、动脉硬化、胆石症等疾病。

山楂：为蔷薇科落叶灌木或小乔木植物野山楂或山里红的果实，能开胃消食，有很高的营养和医疗价值。因老年人常吃山楂制品能延年益寿，故山楂被人们视为"长寿食品"。

◎ 禽、蛋、鱼、肉类

牛肉：牛肉蛋白质含量高，而脂肪含量低，味道鲜美，具有补脾胃、益气血、强筋骨、消水肿等功效。

鸡肉：鸡肉的肉质细嫩，滋味鲜美。中医认为，鸡的全身都可入药。另外，鸡肉有益五脏、补虚损、健脾胃、强筋骨、活血脉、调月经和止白带等功效。

草鱼：草鱼肉质细嫩，骨刺少，营养丰富，味甘，性温，无毒。草鱼含有丰富的蛋白质、脂肪，并含有多种维生素，还含有核酸和锌，有增强体质、延缓衰老的作用。对于身体瘦弱、食欲不振的人来说，草鱼肉嫩而不腻，可以开胃、滋补。

鲍鱼：鲍鱼功能滋阴清热、养肝明目，尤以明目力量大，故有"明目鱼"之称。还可治疗肝肾阴虚，及肝血虚视物昏暗等症。

猪肉： 中医认为猪肉性味苦、微寒，有小毒，入脾、肾经，有滋养脏腑、滑润肌肤、补中益气、滋阴养胃之功效。

虾： 虾是一种高蛋白、低脂肪食品，含有人体易于缺乏而又不可缺少的物质，其营养非常丰富。其中钙的含量为各种动植物食品之冠，特别适宜于老年人和儿童食用。

皮蛋： 皮蛋中氨基酸的含量和种类比鸡蛋要多，矿物质含量也有增加，脂肪含量下降，易于人体吸收，并能增进食欲、中和胃酸。

海参： 又名刺参、海鼠、海瓜，其肉质软嫩，营养丰富，是典型的高蛋白、低脂肪食物。《本草拾遗》称其补肾益精髓、滋阴壮阳、安胎利产；还有通便利尿的作用。

◎药材类

党参： 党参据产地分西党参、东党参、潞党参三种。西党参主产陕西、甘肃；东党参主产东北等地；潞党主产山西。能补中益气、健脾益肺。

人参： 为五加科植物人参的根。人参气雄体润，升多于降；具有补气固脱、健脾益肺、宁心益智、养血生津的功效。

枸杞： 枸杞含有大量的胡萝卜素，多种维生素、β-谷甾醇、蛋白质、烟酸、酸浆红素以及铁、钙、磷、镁、锌等多种微量元素。有滋肾润肺、补肝明目的功效。

茯苓： 味甘、淡，性平，功效非常广泛，部分四季，将它与各种药物配伍，不管寒、温、风、湿诸疾，都能发挥其独特功效。中医认为，茯苓具有利水渗湿、益脾和胃、宁心安神的功效。

红枣： 味甘，性平，入脾、胃经；维生素含量高，有"天然维生素丸"的美誉。

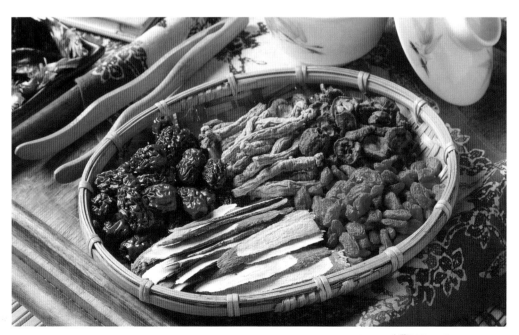

正确的熬粥程序

我们知道每一个工艺品的形成都是在加工厂内，通过工人们的操作，按照工艺流程来一步一步加工而成。如果中间出现了差错，最后的成品肯定是会有问题的。熬粥也一样，必须按照特定成熟的程序来进行熬煮，这样熬出来的粥才称得上上品。

浸泡： 在熬粥之前，应先将米用冷水浸泡一段时间，让米粒膨胀开。这样可节省熬粥时间，粥的口感也更好。

沸水下锅： 要想熬出好粥，必须在水沸腾后再下米，这样既不会煳锅底，又比冷水熬粥更省时间，且水沸腾之后水中的氯挥发较多。

火候： 熬粥应先用大火煮开锅，再改成小火慢慢熬制，这样熬出的粥口感才会膨松，而且吃起来非常绵软、细滑。熬粥时火候的这种变化对最后是否能熬出香气浓郁的粥至关重要。

搅拌： 在烹制粥时，搅拌是关键。搅拌的技巧是：沸水下锅时搅几下，盖上锅盖以小火熬20分钟后，开始不停地搅动，记住要顺一个方向搅。煮粥时经常搅拌可防止粥煳底，还可让米粒更饱满、更黏稠。

点油加盐： 煲咸粥时，米洗净后最好先用少许盐、油拌过，盐会使粥易熟、绵滑，油可促进米粒软烂成粥。加盐不加油则粥味清淡，加油则甘浓香甜，成品粥色泽鲜亮，而且入口特别鲜滑。

底、料分煮： 辅料和粥一定要分开煮熟，再放在一起熬煮片刻，时间以不超过5分钟为宜。这样熬出的粥清爽而不混浊，每样东西的味道都熬出来了又不串味。特别是辅料为肉类及海鲜时，更应分开煮。常见的辅料有皮蛋、瘦肉、鱼片、虾仁等。

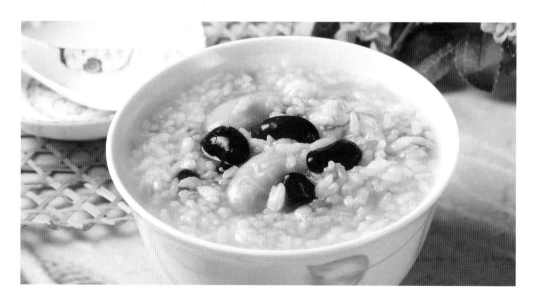

熬出一碗靓粥的秘诀

　　熬粥除了按照一定的程序来进行操作之外，各环节中的烹饪技巧也不可缺少，就像一件艺术品，严格按照程序来可以保证它是一件合格品，但是要想美轮美奂，操作过程中的技巧必不可少。所以要想熬出一碗靓粥，需要掌握一些必备的秘诀。

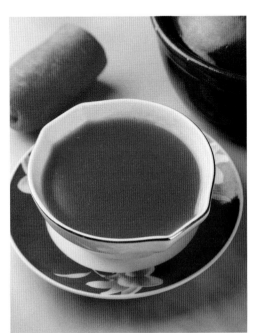

　　米要先泡水：淘净米后再浸泡一段时间，只有米吸收了充足水分，熬出的粥才会软糯，而且还比较省火，加入少许盐和香油，让粥的口感更香滑。

　　熬一锅高汤：为什么外面的粥总比自己家里做的多一点鲜味？最大的秘诀就是要先熬出一锅高汤。

　　高汤的做法：猪骨1000克，放入冷水锅中煮沸，除血水，捞出，洗净。另起锅放入足量清水煮沸，再放入猪骨、姜2片，转小火焖煮1小时关火即可。

　　煮一碗好吃的粥底：煮咸粥最重要的是要有一碗晶莹饱满、稠稀适度的粥底，这样才能衬托出入粥食材的美味。

　　粥底的做法：大米100克洗净，放入1200克清水中浸泡30分钟，捞出，沥干水分，锅中加入1500克高汤煮沸，加入洗净的大米大火煮沸，转小火熬煮约30分钟至米粒软烂黏稠即可。

　　水要加适量

　　大米与水的比例如下所示：

　　稠粥=大米1杯+水15杯

　　稀粥=大米1杯+水20杯

　　一般来说，成人手掌抓1把大米约为25克，100克约是成人手掌的4把，做出的粥适合4个人食用。用普通锅煮粥，25克大米加375~500克水，煮至大米开花；如果是薏米、大麦米、高粱米等，用水量还要多些；如果用高压锅或沙锅煮粥，水可以少一些，约少100克。

　　掌握煮粥的火候：先用大火煮沸后，要赶紧转为小火，注意不要让粥汁溢出，再慢慢盖上盖，留缝，用小火煮。

搅拌更黏稠："煮粥没有巧，三十六下搅"，就是在说明搅拌对煮粥的重要性。煮粥分两个阶段：第一阶段旺火煮沸时一定要用勺不断搅拌，将米粒间的热气释放出来，粥才不会煮的糊糊的，也可避免米粒粘锅；在第二阶段转文火慢熬时，就应减少翻搅，才不会将米粒搅散，让蒸锅粥变得浓稠。

哪些材料可以熬粥底：猪骨熬出的高汤，很适合搭配肉类入粥。鸡汤适合做海鲜粥。用柴鱼、海带及萝卜等根茎类熬成的高汤适合做栗子粥等日式风味的粥。

如何加料煮粥：注意加入材料的顺序，慢熟的要先放。如米和药材应先放，蔬菜、水果最后放。海鲜类要先焯烫，肉类拌淀粉后再入粥煮，可以让粥看起来清而不混浊。煮豆粥时，放米之前待豆子开锅兑入几次凉水，豆子受"冷热相激"几次后容易煮开花，之后再放米进去。

米饭煮粥：建议比例是1碗饭加4碗水，注意不可搅拌过度。胃寒的人建议用米饭放入沸水中煮粥，对胃有益。

防止溢锅：在熬粥时往锅里加5～6滴食用油，就可避免粥汁溢锅。用压力锅熬粥，先滴几滴食用油，开锅时就不会往外喷，比较安全。

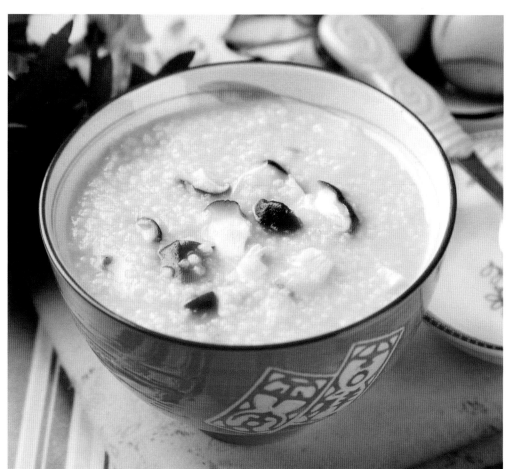

喝养生粥的宜忌

粥膳虽是滋补之物，却并非多多益善。服用粥膳也要把握好尺度，一定要掌握食用粥膳的宜忌，方可补益身体，达到养生的目的。

食粥宜选对时间：粥膳在一天三餐中均可食用，但最佳的时间是早晨。因为早晨脾困顿、呆滞，胃津不濡润，常会出现胃口不好、食欲不佳的情况。此时若服食清淡粥膳，能生津利肠、濡润胃气、启动脾运、利于消化。晚上喝粥能调剂胃口。

五谷杂粮粥不宜过量食用：如过量食用五谷杂粮粥膳，会出现腹胀的情况；糯米类会引起消化不良；而豆类一次食用过多，也会引起消化不良。

宜用胡椒粉去海鲜粥的腥味：在用鱼、虾等水产品制作粥膳时，难免会产生腥味，这时如果在粥中加入胡椒粉，不仅可以去掉腥味，还能使粥更加鲜美。

不宜食用太烫的粥：常喝太烫的粥，会刺激食管，不仅会损伤食管黏膜，还会引起食管发炎，造成黏膜坏死，时间长了，可能还会诱发食道癌。

孕妇不宜食用薏米粥：薏米虽然营养丰富，但并不适合孕妇特别是孕早期食用。因为薏米中的薏仁油有收缩子宫的作用，故孕妇应慎食。

生鱼粥不宜常食：生鱼粥就是把生鱼肉切成薄片，配以热粥服食，这种吃法常见于南方。生鱼粥多用生鱼或肉片，这些生鱼肉中可能潜伏着对人体有害的寄生虫，食用后，寄生虫会进入人体，由肠内逆流而上至胆管，寄生在肝胆部位，会引发胆囊发炎或导致肝硬化。

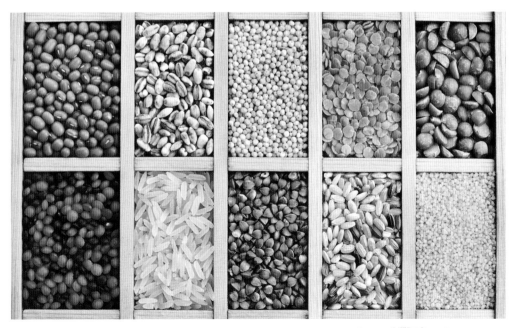

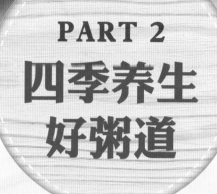

PART 2
四季养生
好粥道

　　按照中医理论，一年四季的气候变化是春生、夏长、秋收、冬藏，人的身体也是如此。中医讲究天人合一，特别注重顺应自然。因此，顺时而"食"也是膳食养生的关键。本章即顺应大自然的规律，为您介绍四季养生的好"粥道"。

春季养生粥

立春是一年中的第一个节气，在每年的2月4日左右，"立"为开始之意，立春就是春天的开始，表明严冬已经过去，万物复苏的春季来临。立春过后，气温开始回升，白天渐长，降水也趋于增多。

在立春时节的养生，要着眼于"生"字，春季是一个万物复苏、充满生机和活力的季节，其实人的身体与大自然是相通的，春季也是人体阳气生发的季节，此时的养生重点就是养好人体的阳气，让它生发起来，使新陈代谢从冬天恢复过来，尽快适应春天的气候，得以正常运行。

按照中医"四季侧重"的养生原则，春季应以养肝益脾为先。《千金方》中也说："当春之时，食宜省酸增甘，以养脾气。"根据五行学说，肝属木，脾属土，木能克土，所以肝气过旺会影响脾脏的运化功能。同时，脾又与胃密切相关，故脾弱则妨碍脾胃对食物的消化吸收。甘味入脾，最宜补益脾气，脾健又辅助于肝气。故春季进补应少吃酸味多吃甘味的食物，以滋养肝脾两脏，对防病保健大有裨益。性温味甘的食物首选谷类，如糯米、黑米、高粱、黍米、燕麦；蔬果类，如南瓜、扁豆、红枣、桂圆、核桃等。保证充足的优质蛋白质：多食用奶类、蛋类、鱼肉、禽肉、猪牛羊瘦肉等；保证充足的维生素：青菜及水果的维生素含量较高，如西红柿、青椒等含有较多的维生素C，是增强体质、抵御疾病的重要物质。尽量少吃或不吃辛辣、刺激性食物，这些食物会损伤肝气，直接影响到肝。

此外，春日里暖风或晚春暴热袭人，易引动体内郁热而生肝火，或致体内津液外泄，可适当配吃些清解里热、滋养肝脏的食物，如荞麦、薏苡仁、荠菜、菠菜、芹菜、莴笋、茄子、蘑菇等。这类食物性凉味甘，可清解里热，润肝明目。因此，春季养生要顾肝护脾胃，在饮食上宜清淡，所以养生粥品是很好的选择。

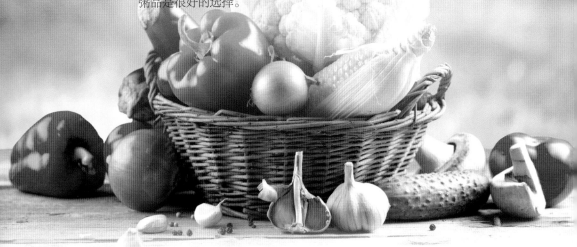

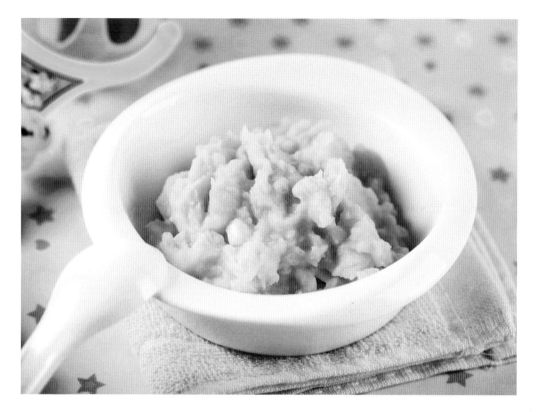

佛手薏米粥

▌烹饪时间：42分钟 ▌营养功效：清热解毒

🌶 **原料**

佛手8克，水发薏米80克，水发大米180克

🍳 **调料**

盐3克

🍴 **做法**

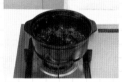

①砂锅中注入适量清水烧开。

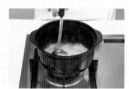

②盖倒入洗好的大米，搅散。

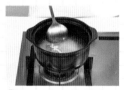

③加入洗净的薏米、佛手，搅拌匀。

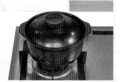

④盖上盖，用小火炖40分钟，至食材熟透。

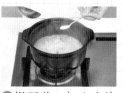

⑤揭开盖，加入少许盐调味。

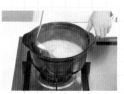

⑥搅拌匀，略煮片刻至其入味。

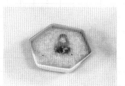

⑦关火后把煮好的粥盛出，装入碗中即可。

🍴 做法

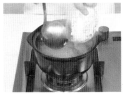

❶砂锅中注入适量清水烧开，倒入洗好的大米，搅拌均匀。

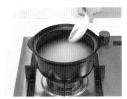

❷放入砂仁粉搅匀。

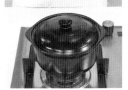

❸盖上盖，烧开后用小火煮约40分钟。

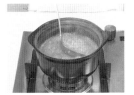

❹揭开盖，用勺子搅拌均匀。

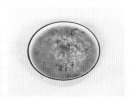

❺关火后盛出煮好的粥，装入碗中即可。

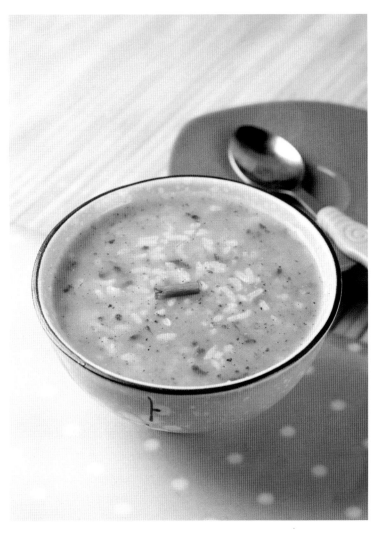

砂仁粥

▌烹饪时间：41分钟 ▌营养功效：开胃消食

🌶 原料

水发大米170克，砂仁粉15克

制作指导

煮粥时，适当地揭开盖，用勺子搅拌几下，以免煳锅。

大麦花生鸡肉粥

▌烹饪时间：77分钟 ▌营养功效：开胃消食

原料

鸡肉150克，大麦仁300克，花生米30克，葱花少许

调料

料酒少许

做法

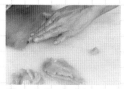

❶洗净的鸡肉切片。备用。

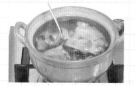

❷砂锅中注水，倒入泡过的大麦仁、花生米、鸡肉，拌匀。

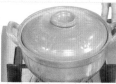

❸盖上盖，用大火煮开后转小火续煮1小时至食材熟软。

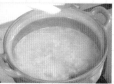

❹揭盖，加入料酒，拌匀。

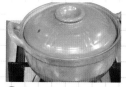

❺盖上盖，用小火续煮15分钟。

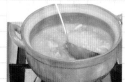

❻揭盖，拌匀，煮至食材入味。

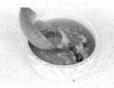

❼关火后盛出煮好的粥，装入碗中。

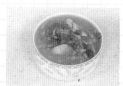

❽撒上葱花即可。

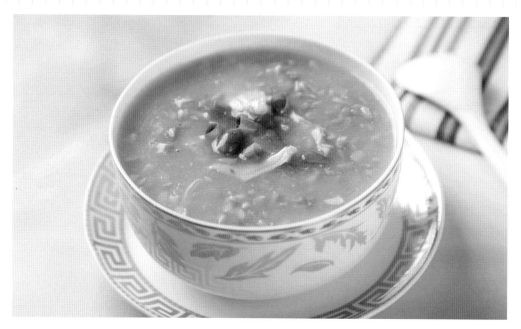

做法

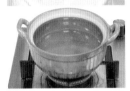

❶ 砂锅中注入适量清水，用大火烧热。

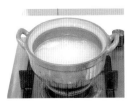

❷ 倒入备好的决明子，搅匀，放入洗好的大米，搅拌均匀。

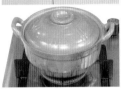

❸ 盖上锅盖，烧开后用小火煮约40分钟至大米熟软。

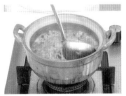

❹ 揭开锅盖，持续搅拌一会儿。

❺ 关火后将煮好的粥盛出，装碗即可。

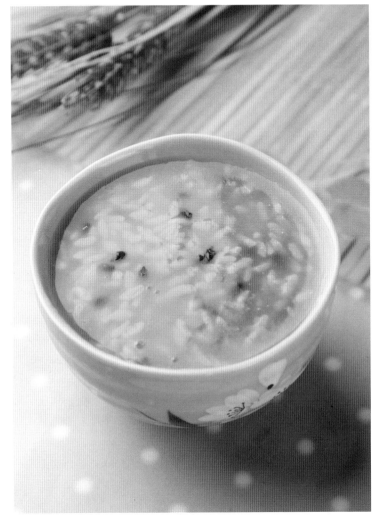

决明子大米粥

■ 烹饪时间：41分钟　　■ 营养功效：开胃消食

原料

水发大米160克，决明子30克

制作指导

煮粥时加入少许食用油，可使煮好的粥更加香滑。

板栗小米粥

█ 烹饪时间：31分钟　█ 营养功效：保肝护肾

🍳 原料

水发大米150克，水发小米100克，熟板栗80克

🍴 做法

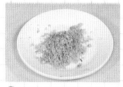

❶把熟板栗切小块，再剁成细末，备用。

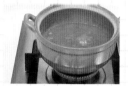

❷砂锅中注入适量清水烧开。

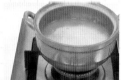

❸倒入洗净的大米。

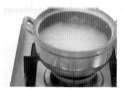

❹再放入洗好的小米搅匀，使米粒散开。

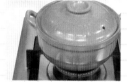

❺盖上盖，煮沸后用小火煮约30分钟，至米粒熟软。

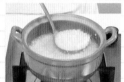

❻揭盖，搅拌匀，续煮片刻。

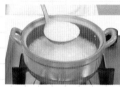

❼关火后盛出煮好的米粥。

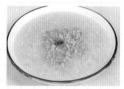

❽装入汤碗中，撒上板栗末即成。

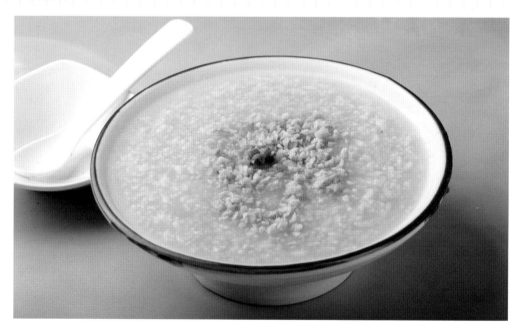

山药南瓜粥

 烹饪时间：46分钟 ┃ 营养功效：益气补血

🌶 **原料**

山药85克，南瓜120克，水发大米120克，葱花少许

🍲 **调料**

盐2克，鸡粉2克

🍴 **做法**

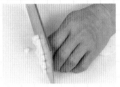

❶将洗净去皮的山药切片，再切条，改切成丁。

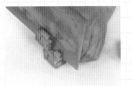

❷去皮洗好的南瓜切片，再切成丁。

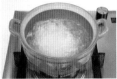

❸砂锅中注入适量清水烧开，倒入大米，搅拌匀。

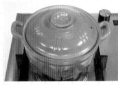

❹盖上盖，用小火煮至大米熟软。

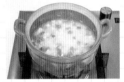

❺揭盖，放入切好的南瓜、山药，拌匀。

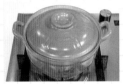

❻盖上盖，用小火煮至食材熟烂。

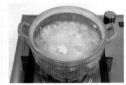

❼揭盖，加入盐、鸡粉，搅匀调味。

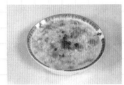

❽将煮好的粥盛入碗中，撒上葱花即可。

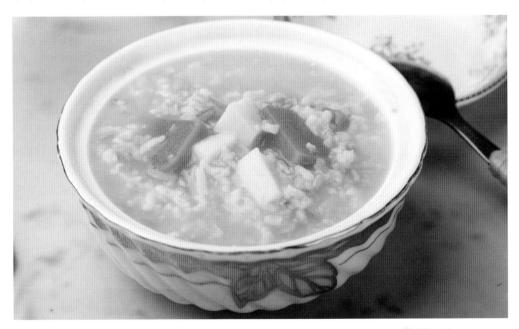

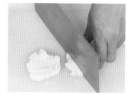

❶洗净去皮的山药切成厚块，再切条，改切成丁。

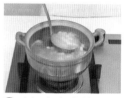

❷砂锅中注水烧开，倒入洗好的小米，放入山药丁，搅拌匀。

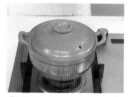

❸盖上盖，用小火煮至食材熟透。

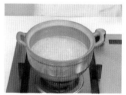

❹揭开盖，放入盐。

小米山药粥

▍烹饪时间：31分钟 ▍营养功效：降低血压

 原料

水发小米120克，山药95克

调料

盐2克

制作指导

煮制小米粥时，要先用大火烧开，再转小火煮，这样煮出的粥口感更佳。

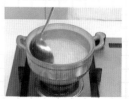

❺用勺拌入味，盛出煮好的小米粥，装入碗中即可。

✖ 做法

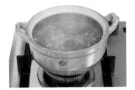

❶砂锅中注入适量清水，用大火烧热。

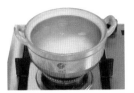

❷倒入洗净的大米，搅匀。

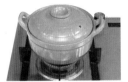

❸盖上盖，烧开后转小火煮20分钟。

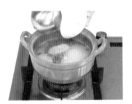

❹揭开盖，倒入莲子、枸杞、酸枣仁粉，续至食材熟透。

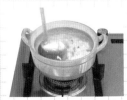

❺搅拌均匀，将煮好的粥盛出，装入碗中即可。

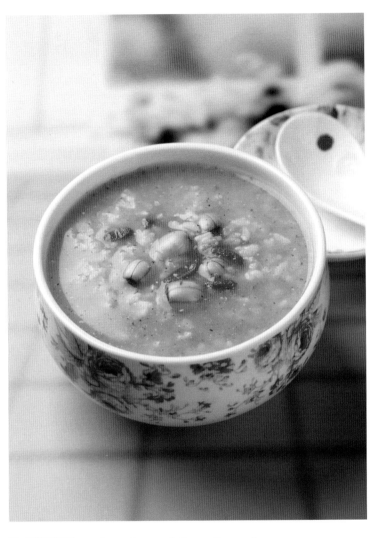

枣仁莲子粥

▌烹饪时间：62分钟　▌营养功效：保肝护肾

🌶 原料

大米200克，酸枣仁粉6克，枸杞10克，莲子20克

制作指导

莲子心有苦味，可将其去除后再煮。

鸡肝粥

烹饪时间：47分钟 ▍营养功效：保肝护肾

原料
鸡肝200克，水发大米500克，姜丝、葱花各少许

调料
盐1克，生抽5毫升

做法

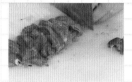
❶洗净的鸡肝切条。

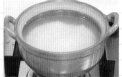
❷砂锅注水，倒入泡好的大米，拌匀。

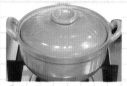
❸加盖，用大火煮开后转小火续煮40分钟至熟软。

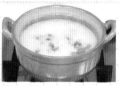
❹揭盖，倒入切好的鸡肝，拌匀。

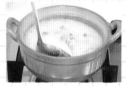
❺加入姜丝，拌匀。

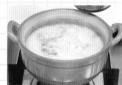
❻放入适量盐、生抽，拌匀。

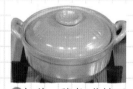
❼加盖，稍煮5分钟至鸡肝熟透。

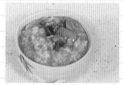
❽揭盖，放入葱花，拌匀，盛出煮好的鸡肝粥，装碗即可。

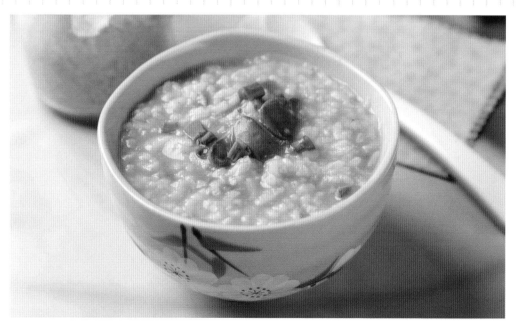

小白菜洋葱牛肉粥

▌烹饪时间：25分钟 ▌营养功效：安神助眠

🌶 原料

小白菜55克，洋葱60克，牛肉45克，水发大米85克，姜片、葱花各少许

🍲 调料

盐2克，鸡粉2克

🍴 做法

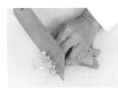

❶白菜切段；洋葱切小块；牛肉切成丁，用刀轻轻剁几下。

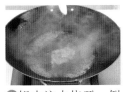

❷锅中注水烧开，倒入牛肉，淋入料酒，搅拌匀，煮至变色。

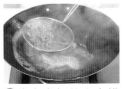

❸将汆煮好的牛肉捞出，沥干水分。

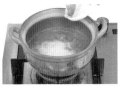

❹砂锅中注水烧开，倒入牛肉、大米，撒上姜片，搅拌片刻。

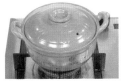

❺盖上锅盖，烧开后用小火煮约20分钟。

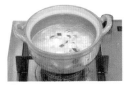

❻揭开锅盖，倒入备好的洋葱。

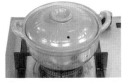

❼盖上盖子，再续煮片刻，煮出香味。

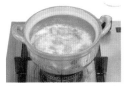

❽揭开锅盖，倒入小白菜拌匀，加入盐、鸡粉调味即可。

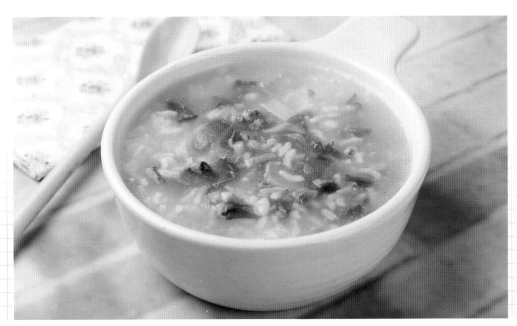

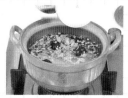

❶砂锅中注入适量清水，倒入洗好的小米，拌匀。

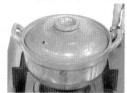

❷放入合欢花、红枣、菊花拌匀。

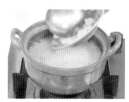

❸盖上盖，用大火煮开后转小火，续煮1小时至食材熟透。

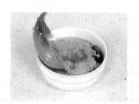

❹揭盖，倒入冰糖，拌匀，煮至溶化。

合欢花小米粥

▌烹饪时间：63分钟　▌营养功效：保肝护肾

🌶️ 原料

小米150克，红枣10克，菊花5克，合欢花5克

🍲 调料

冰糖少许

制作指导

煮粥的过程要搅拌几次，以免粘锅。

❺关火后盛出煮好的粥，装入碗中，待稍微放凉后即可食用。

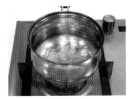

① 汤锅中注入适量清水，用大火烧开。

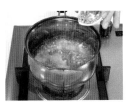

② 倒入准备好的燕麦片，再放入松仁。

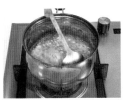

③ 用锅勺搅拌均匀。

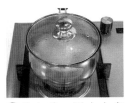

④ 盖上盖，用小火煮30分钟至食材熟烂。

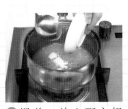

⑤ 揭盖，放入配方奶粉拌匀，用大火煮开，盛出装碗即可。

做法

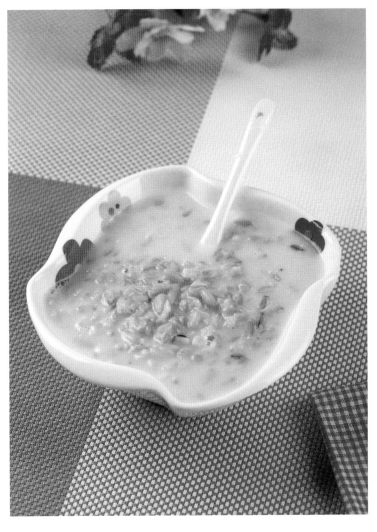

奶香燕麦粥

┃烹饪时间：32分钟 ┃营养功效：益智健脑

原料

燕麦片75克，松仁20克，配方奶粉30克

制作指导

燕麦片入锅后，煮制时间不能太长，以免维生素被破坏。

香菇皮蛋粥

▎烹饪时间：31分钟　▎营养功效：增强免疫

🌶 原料

香菇20克，皮蛋1个，胡萝卜60克，水发
大米80克，姜片、葱花各适量

🍲 调料

盐2克，鸡粉2克

🍴 做法

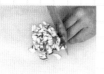

❶洗好的香菇切片，
再切成丁。

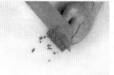

❷洗净去皮的胡萝卜
切成薄片，切成条，
再切丁，备用。

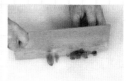

❸皮蛋剥去蛋壳，再
切小瓣，改切成小
块，备用。

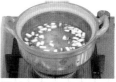

❹砂锅中注水烧开，
倒入备好的大米、胡
萝卜、香菇，搅匀。

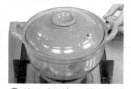

❺盖上锅盖，烧开后
用小火煮约20分钟。

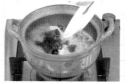

❻揭开锅盖，倒入皮
蛋、姜片拌匀。

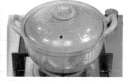

❼盖上锅盖，用中小
火煮约10分钟至食材
熟透。

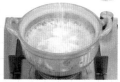

❽揭开锅盖，加入
盐、鸡粉调味，盛出装
碗，撒上葱花即可。

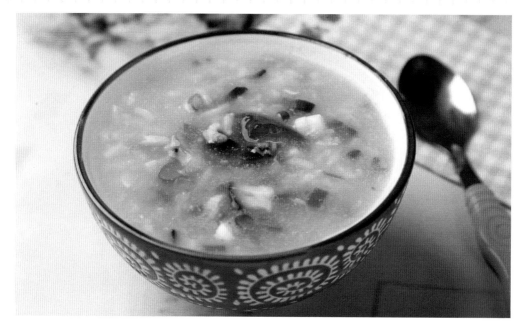

夏季养生粥

每年的5月6日是立夏，立夏表示即将告别春天，是夏天的开始。在天气炎热的时候，心里会有莫名的烦躁，人也会变得暴躁易怒喜欢发脾气，这就是气温过高导致心火过旺所致，也是中医"心主神明"的表现。

人体要适应自然环境、季节气候的变化。夏天的特点是"热"，故以"凉"克之。因此，夏季营养补充的关键之一就在于"清"。

饮食调养是夏季养生中的重要一环，应补充充足的蛋白质，这是体内供热的最重要的营养素。炎夏的饮食应以清淡质软、易于消化为主，少吃高脂厚味及辛辣上火之物。清淡饮食能清热、防暑、敛汗、补液，还能增进食欲。除了清淡以外，夏季饮食还应该吃点苦味食物。祖国医学认为，夏季人之所以常有精神萎靡、倦怠乏力的感觉，乃是源于夏令暑盛湿重，既伤肾气又困脾胃之故。而苦味食物可通过其补气固肾、健脾除湿的作用，达到平衡身体功能的目的。苦瓜、苦菜、蒲公英、莲子、百合等都可供选择。

夏季在补充维生素方面，要比其他季节多至少一倍，因为大剂量的维生素B_1、维生素B_2、维生素C以及维生素A、维生素E等，对提高耐热能力和体力有一定的作用。同时，也要补充水和无机盐。水分的补充最好是少量、多次，可使机体排汗减慢，减少人体水分蒸发。还要多吃清热、利湿的食物，如西瓜、苦瓜、鲜桃、乌梅、草莓、西红柿、绿豆、黄瓜等。少吃油腻和刺激性较大的食物，否则易造成身体内、外皆热，而出现上火的痤疮、口腔溃疡、便秘等病症。

因此，夏季多喝一些清热消暑的粥品，既能养护脾胃，又能清心火，还能适当补充水分，实在是夏季养生的不二之选。

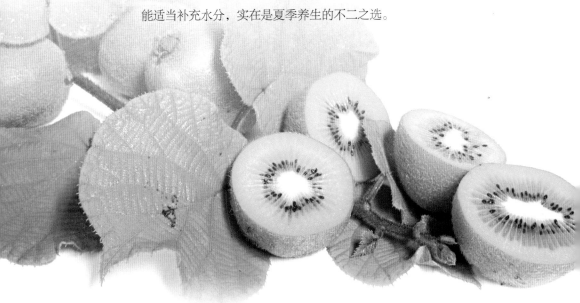

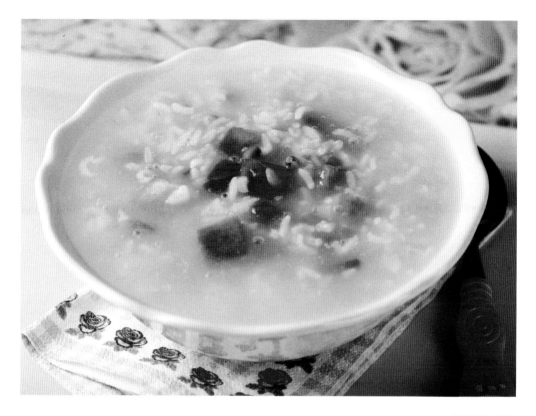

西瓜绿豆粥

┃ 烹饪时间：32分钟 ┃ 营养功效：保肝护肾

🌶 原料

水发大米95克，水发绿豆45克，西瓜肉80克

🍲 调料

白糖适量

🍴 做法

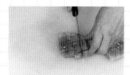

❶西瓜肉切薄片，再切条，改切成小块。

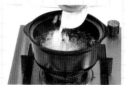

❷砂锅中注入适量清水烧开，倒入洗好的大米，搅拌匀。

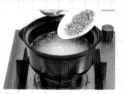

❸放入洗净的绿豆，搅拌均匀。

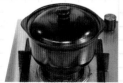

❹盖上盖，烧开后用小火煮约30分钟至食材熟透。

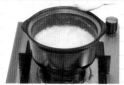

❺揭盖，加入少许白糖，拌匀，煮至溶化。

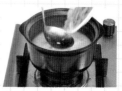

❻倒入西瓜块，快速搅拌均匀。

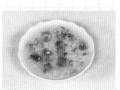

❼关火后盛出煮好的粥，装入碗中即可。

竹叶荞麦绿豆粥

┃烹饪时间：42分钟 ┃营养功效：降低血压

🌶️ 原料

水发大米、水发绿豆、水发荞麦各80克，燕麦70克，淡竹叶10克

🍲 调料

冰糖20克

🍴 做法

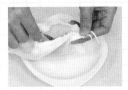

❶取一个隔渣袋，放入洗净的淡竹叶。

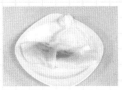

❷收紧袋口，制成香袋，待用。

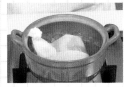

❸砂锅中注入适量清水烧开，放入备好的香袋。

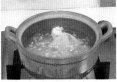

❹倒入洗净的大米、杂粮，搅拌匀。

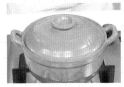

❺盖上盖，煮沸后用小火煮约40分钟，至食材熟透。

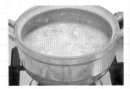

❻揭盖，取出香袋，加入少许冰糖拌匀。

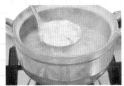

❼用大火续煮一会儿，至冰糖溶化。

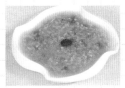

❽关火后盛出煮好的粥，装入汤碗即成。

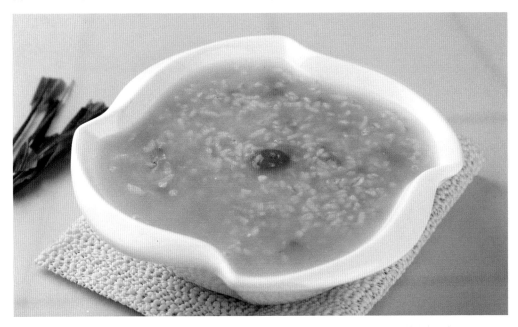

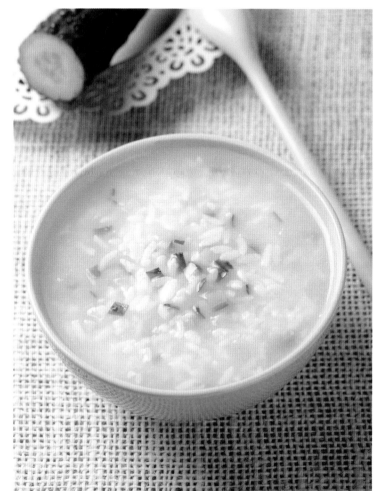

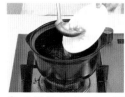

①洗净的黄瓜切开，再切成细条状，改切成小丁块，备用。

②砂锅注水烧开，倒入洗净的大米拌匀。

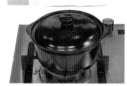

③盖上锅盖，煮开后用小火煮30分钟。

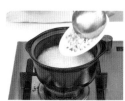

④揭开锅盖，倒入切好的黄瓜，拌匀，煮至沸。

黄瓜粥

| 烹饪时间：35分钟 | 营养功效：增强免疫

🌶 原料

黄瓜85克，水发大米110克

🍲 调料

盐1克，芝麻油适量

制作指导

黄瓜不要煮太久，以免破坏其营养和口感。

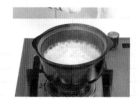

⑤加入盐，淋入适量芝麻油，搅拌至食材入味，盛出即可。

绿豆粥

烹饪时间：41分30秒 ┃ 营养功效：清热解毒

🌶 原料

熟绿豆130克，水发大米120克

🍲 调料

白糖7克

🍴 做法

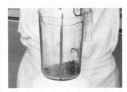

❶取榨汁机，选搅拌刀座组合，把熟绿豆倒入榨汁机中。

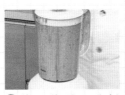

❷盖上盖子，选择"搅拌"功能。

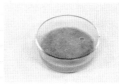

❸将绿豆榨成绿豆汁，倒入碗中。

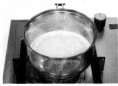

❹锅中注水烧开，倒入水发好的大米，搅拌匀。

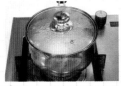

❺盖上盖，用小火煮30分钟至大米熟软。

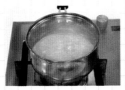

❻揭盖，倒入绿豆汁，拌匀。

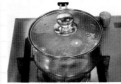

❼盖上盖，用小火煮10分钟至食材熟烂。

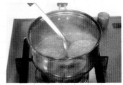

❽揭盖，放入白糖，煮至白糖完全溶化，盛出装入碗中即可。

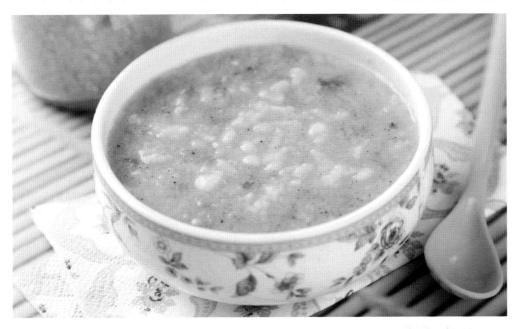

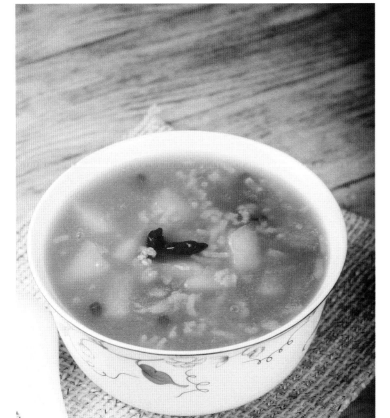

雪梨绿豆粥

▌烹饪时间：32分钟　▌营养功效：降低血压

原料

水发绿豆100克，水发大米120克，雪梨100克

调料

冰糖20克

制作指导

绿豆不要炖的太沙，影响口感。

做法

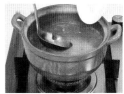

❶洗好去皮的雪梨起开，去核，切成块，再切成丁。

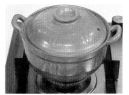

❷砂锅中注入适量清水烧开，放入绿豆、大米，搅匀。

❸盖上盖，烧开后小火煮30分钟。

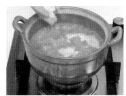

❹掀开盖，倒入备好的雪梨。

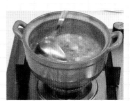

❺加入适量冰糖，搅匀煮至融化，盛出装入碗中即可。

✗ 做法

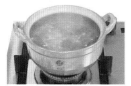

❶砂锅中注入适量清水，用大火烧热。

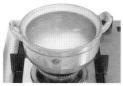

❷倒入洗净的大米，搅匀。

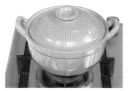

❸盖上锅盖，烧开后转小火煮40分钟。

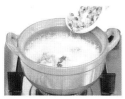

❹揭开锅盖，倒入备好的菊花。

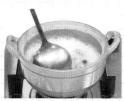

❺略煮一会儿，搅拌均匀，将煮好的粥盛出，装入碗中即可。

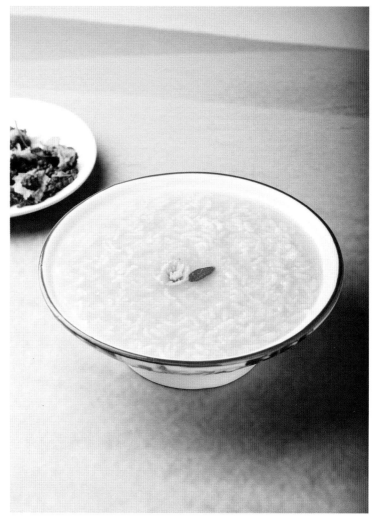

菊花粥

■烹饪时间：42分钟　■营养功效：清热解毒

🌶 原料

大米200克，菊花7克

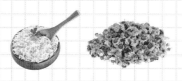

制作指导

菊花可以用清水浸泡一会儿，这样有利于去除杂质。

豇豆粥

烹饪时间：61分钟 | 营养功效：保肝护肾

🌶️ 原料

豇豆仁80克，水发大米150克，葱花少许

🍲 调料

盐、鸡粉各2克

🍴 做法

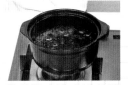

❶砂锅中注入适量清水烧开。

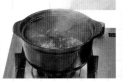

❷倒入洗净的豇豆仁，搅拌片刻。

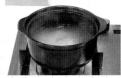

❸放入洗好的大米拌匀，使米粒散开。

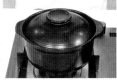

❹盖上盖，煮沸后用小火煮约1小时，至米粒熟透。

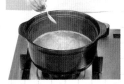

❺揭盖，加入盐、鸡粉，拌匀调味。

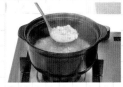

❻转中火续煮片刻，至米粥入味。

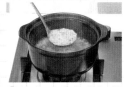

❼关火后盛出煮好的粥，装入汤碗中。

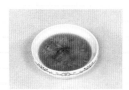

❽放上葱花即可。

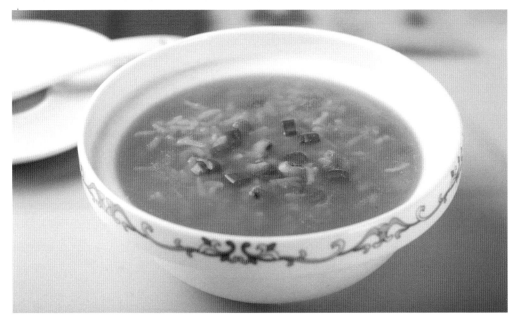

✗ 做法

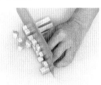

❶洗净的苦瓜切开，去瓤，把果肉成小丁块，备用。

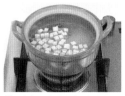

❷砂锅中注水烧开，倒入备好的桃仁、大米、苦瓜，拌匀。

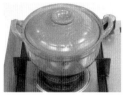

❸盖上盖，烧开后用小火煮约40分钟至食材熟透。

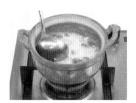

❹揭开盖，用勺子搅拌均匀。

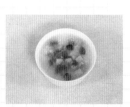

❺关火后盛出煮好的粥即可。

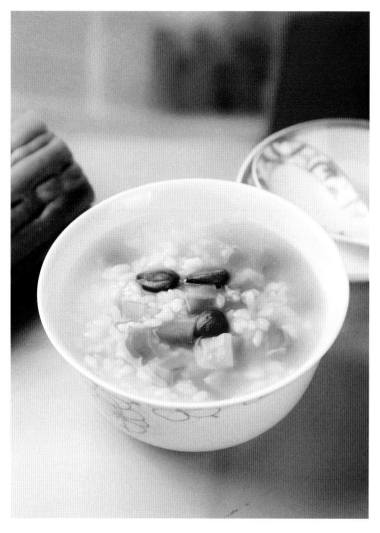

桃仁苦瓜粥

■烹饪时间：41分钟　■营养功效：降低血压

🌶 原料

水发大米120克，苦瓜160克，桃仁少许

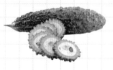

制作指导

苦瓜瓤要去除干净，可以减轻苦味。

山药茅根粥

▌烹饪时间：70分钟　▌营养功效：清热解毒

 原料

山药30克，白茅根5克，大米200克，葱
花少许

🍴 做法

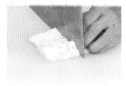

①洗净去皮的山药切片，再切条，改切成丁，备用。

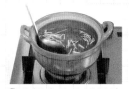

②砂锅中注入适量清水，倒入洗净的茅根，拌匀。

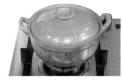

③盖上盖，用大火煮片刻至水开。

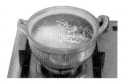

④揭盖，倒入洗好的大米，拌匀。

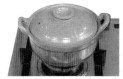

⑤再盖上盖，煮开后转小火煮40分钟至大米熟软。

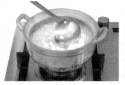

⑥揭盖，倒入切好的山药，拌匀。

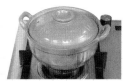

⑦盖上盖，续煮20分钟至食材熟透。

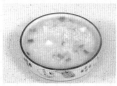

⑧关火后揭盖，盛出煮好的粥，装入碗中，撒上葱花即可。

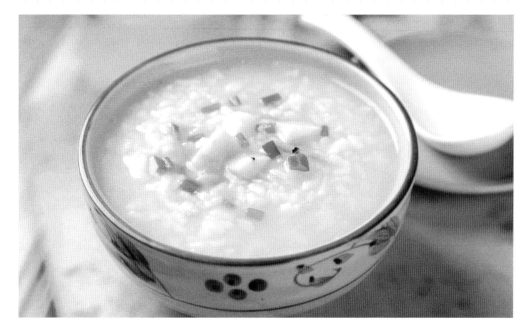

鲫鱼薏米粥

▌烹饪时间：47分钟　▌营养功效：美容养颜

🌶 原料

鲫鱼400克，薏米100克，大米200克，枸杞、葱花各少许

🍲 调料

盐、鸡粉各2克，料酒、芝麻油各适量

🍴 做法

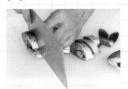

❶处理干净的鲫鱼切成大段，备用。

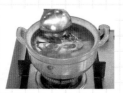

❷砂锅中注水烧热，倒入薏米、大米、鲫鱼，拌匀。

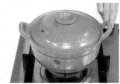

❸盖上盖，用大火煮开后转小火续煮40分钟至食材熟透。

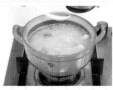

❹揭盖，加入料酒，拌匀。

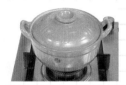

❺再盖上盖，略煮一会儿，去除腥味。

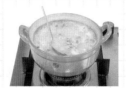

❻揭盖，放入枸杞，续煮5分钟至其熟软。

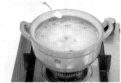

❼加入盐、鸡粉、芝麻油，拌匀。

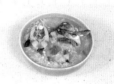

❽关火后盛出煮好的粥，装入碗中即可。

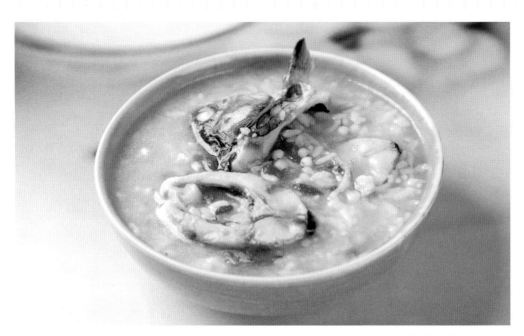

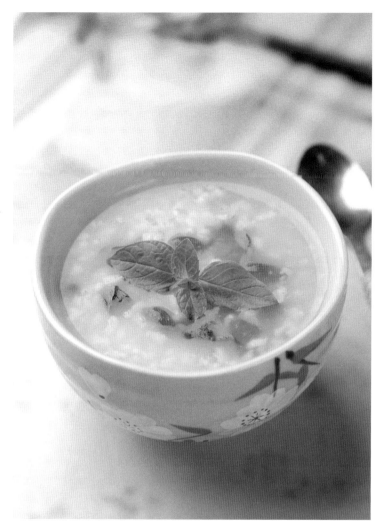

薄荷糙米粥

| 烹饪时间：43分钟 | 营养功效：益气补血

🌶 原料

水发糙米150克，枸杞15克，鲜薄荷叶少许

🍲 调料

冰糖25克

制作指导

煮糙米的时候最好隔一段时间搅拌片刻，这样能防止其粘锅。

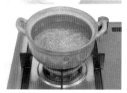

❶砂锅中注入适量清水烧热，倒入洗净的糙米，搅散。

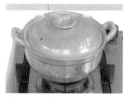

❷盖上盖，烧开后转小火煮约40分钟，至食材熟软。

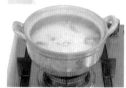

❸揭盖，倒入洗净的薄荷叶，搅匀，略煮一会儿。

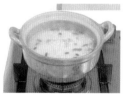

❹撒上备好的枸杞，拌匀，用中火煮约2分钟，至食材熟透。

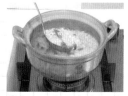

❺加入适量冰糖，拌匀，用大火煮至溶化，盛出装碗即可。

松子玉米粥

烹饪时间：42分钟 | 营养功效：降压降糖

🌶 原料

玉米碎100克，松子10克，红枣20克

🍲 调料

盐2克

🍴 做法

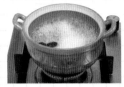

❶ 砂锅中注入适量清水，用大火烧开，放入洗好的红枣。

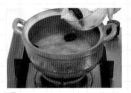

❷ 转中火，将玉米碎倒入锅中。

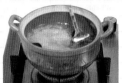

❸ 用锅勺搅拌匀。

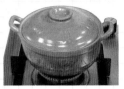

❹ 盖上锅盖，烧开后用小火煮30分钟。

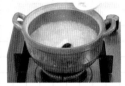

❺ 揭开锅盖，放入备好的松子。

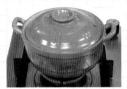

❻ 再盖上盖，续煮10分钟至食材熟透。

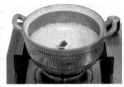

❼ 揭开锅盖，放入适量盐。

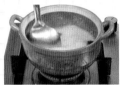

❽ 拌匀调味，起锅，将做好的松子玉米粥装入碗中即成。

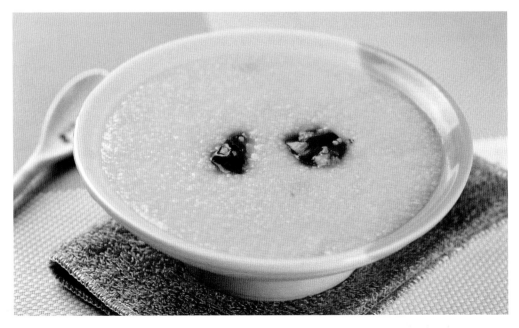

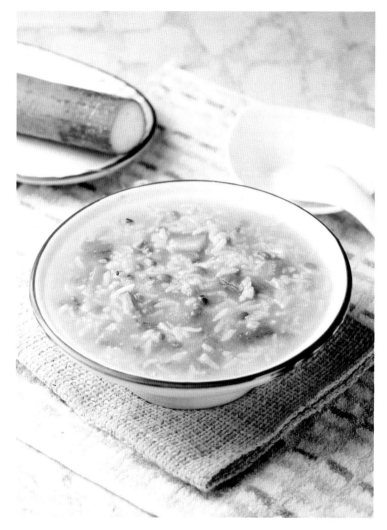

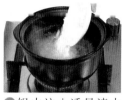

❶洗净的丝瓜切段，
再切条，改切成丁，
备用。

❷锅中注入适量清水
烧开，倒入洗净的绿
豆、大米，拌匀。

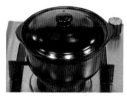

❸盖上盖，用小火煮
至食材熟透。

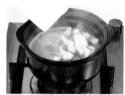

❹揭盖，倒入丝瓜
丁，搅拌匀。

丝瓜绿豆粥

▌烹饪时间：42分钟 ▌营养功效：清热解毒

🌶 原料

丝瓜150克，水发绿豆90克，水发大
米150克

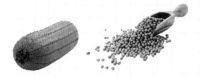

制作指导

绿豆煮熟烂后再食用，
清热解毒效果更佳。

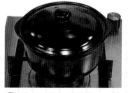

❺盖上盖，用小火续
煮至丝瓜熟软，盛出
装入碗中即可。

✖ 做法

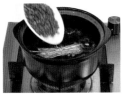

❶砂锅中注水烧开，放入洗净的茅根，倒入洗好的红豆。

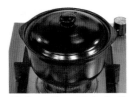

❷盖上盖，用小火煮约15分钟。

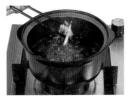

❸揭开盖，取出煮好的茅根。

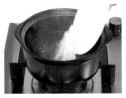

❹倒入洗净的大米，搅拌匀，盖上盖，用小火煮至食材熟透。

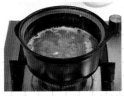

❺揭开盖，放入白糖拌匀，煮至其溶化，盛出装入碗中即可。

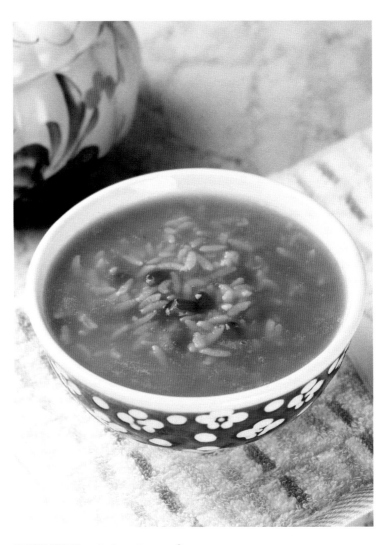

茅根红豆粥

▌烹饪时间：33分钟　▌营养功效：清热解毒

🌶 原料

水发大米150克，水发红豆90克，茅根50克

🍲 调料

白糖25克

制作指导

可将茅根捆好后再放入锅中，这样煮好后的茅根更方便捞出。

肉末豆角粥

▎烹饪时间：41分钟 ▎营养功效：增强免疫

 原料

水发大米100克，肉末70克，豆角90克

🍲 调料

盐2克，鸡粉2克，食用油适量

🍴 做法

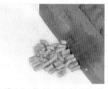

❶将洗净的豆角切成小段。

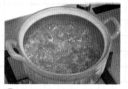

❷砂锅中注入适量清水，用大火烧开。

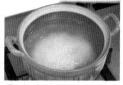

❸倒入洗好的水发大米，拌匀，加入少许食用油。

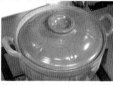

❹盖上盖，用小火煮至大米熟软。

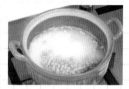

❺揭盖，倒入切好的豆角。

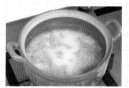

❻再放入肉末搅匀，盖上盖，用小火煮至全部食材熟透。

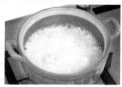

❼揭盖，放入适量盐、鸡粉。

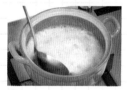

❽用勺搅匀调味，盛出装入碗中即可。

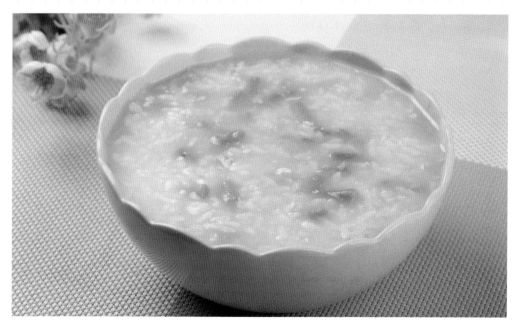

秋季养生粥

从立秋开始，就进入了秋季。秋三月是指立秋、处暑、寒露、秋分、寒露、霜降六个节气。秋季的特点是干燥。秋季养生，需要了解季节对人体的影响和重点调养的脏器，同时也需要关注生活起居、运动、精神等方面。

秋季天高气爽、气候干燥，容易伤肺。因此，秋季饮食宜清淡，多食新鲜蔬菜水果，多吃些酸味食品，适当多饮水，多吃些润肺生津、养阴清燥的食物；尽量少食或不食葱、姜、蒜、辣椒、烈性酒等燥热之品及油炸、肥腻之物。百合莲子粥、银耳冰片粥、黑芝麻粥等，都是非常好的食物。还可以多吃些红枣、莲子、百合、枸杞子等清补、平补之品，以健身祛病，延年益寿。另外，要特别注意饮食清洁卫生，保护脾胃，多进温食，节制冷食、冷饮，以免引发肠炎、痢疾等疾病。

度过炎热的夏季，秋高气爽的天气也会让人胃口大开，所以立秋养生还要注意防止秋膘上身导致肥胖。对于一些"苦夏"的人来说，秋季适当地"增肥"是可以的，但对于本身就肥胖的人来说，秋季则应该注意饮食，多吃赤小豆、萝卜、竹笋、薏米、海带、蘑菇等低热量食品，保持饮食清淡，少吃油腻、辛辣及烧烤类食物，如辣椒、生姜、花椒、葱、桂皮等，多吃蔬菜水果，多喝水，多吃鸡蛋、瘦肉、鱼、乳制品和豆制品等，还可以食用人参、沙参、麦冬、川贝、杏仁、胖大海、冬虫夏草等益气滋阴、润肺化痰的保健中药制作的养生粥。

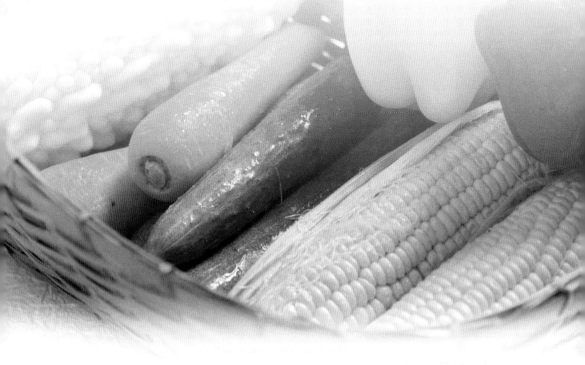

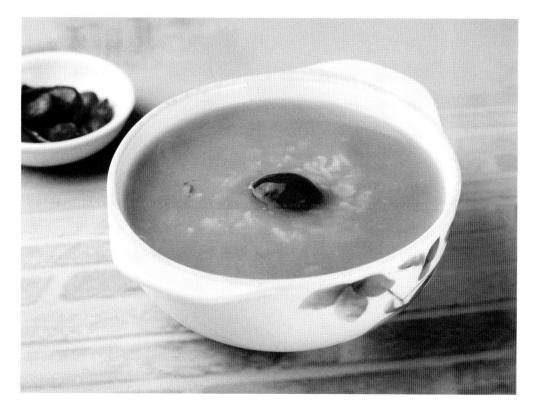

补肺阿胶粥

▌烹饪时间：33分钟 ▌营养功效：养心润肺

🌶 原料

阿胶8克，杏仁20克，马兜铃10克，西洋参片5克，水发大米150克

🍲 调料

白糖25克

🍴 做法

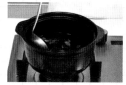

①锅中注水，倒入洗净的杏仁、马兜铃，搅拌匀。

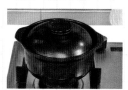

②盖上盖，烧开后转小火续煮15分钟，至其析出有效成分。

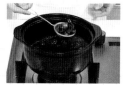

③揭开盖，捞出锅中的材料。

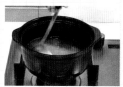

④倒入洗净的大米，拌匀。

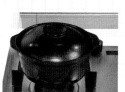

⑤盖上盖，烧开后用小火煮30分钟，至大米熟透。

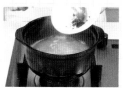

⑥揭开盖，放入西洋参、阿胶拌至药性完全融合。

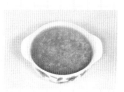

⑦关火后将煮好的粥盛出，装碗即可。

✄ 做法

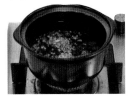

①砂锅中注入适量清水烧开，倒入洗好的小麦，放入洗净的红枣、麦冬。

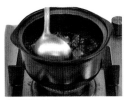

②搅拌均匀。

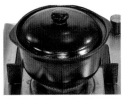

③盖上盖，烧开后用小火煮约90分钟至食材熟透。

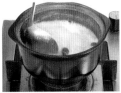

④揭盖，搅拌几下。

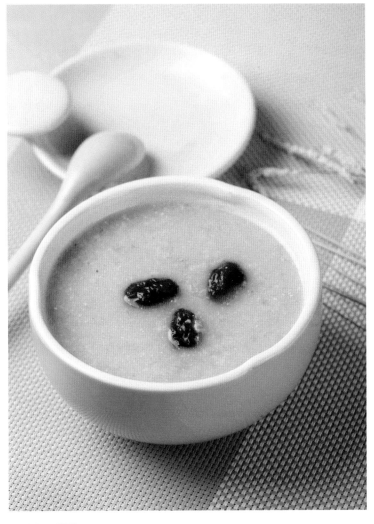

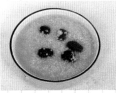

⑤关火后盛出煮好的小麦粥，装碗即可。

麦冬红枣小麦粥

▌烹饪时间：92分钟 ▌营养功效：养心润肺

🥄 原料

水发小麦200克，红枣、麦冬各少许

制作指导

小麦清洗次数不要过多，以免造成营养成分流失。

百合玉竹粥

| 烹饪时间：31分钟 | 营养功效：养心润肺

原料

水发大米130克，鲜百合40克，水发玉竹
10克

做法

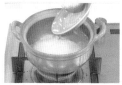
①砂锅中注水烧热，倒入玉竹，放入大米，拌匀。

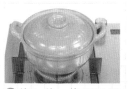
②盖上盖，烧开后用小火煮约15分钟。

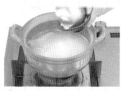
③揭开盖，倒入洗净的百合，搅拌均匀。

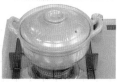
④再盖上盖，用小火续煮约15分钟至食材熟透。

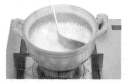
⑤揭开盖，用勺子搅拌均匀。

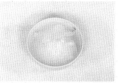
⑥关火后盛出煮好的粥即可。

制作指导

此粥味道较淡，可加入适量白糖调味。

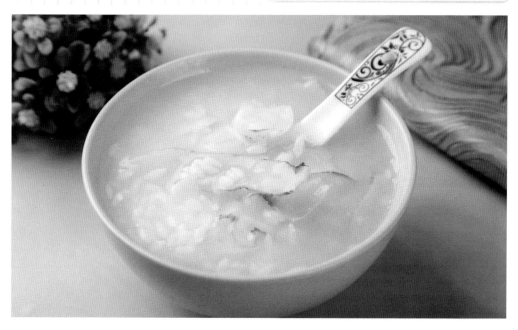

✗ 做法

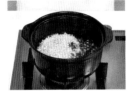

❶ 砂锅中注入适量清水烧开，放入洗净的燕麦。

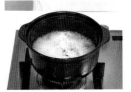

❷ 倒入洗好的玉竹、枸杞，快速搅拌匀。

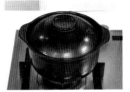

❸ 盖上盖，煮沸后用小火煮约30分钟，至米粒熟透。

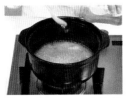

❹ 揭盖，加入适量蜂蜜，转中火拌匀，略煮片刻，至其溶化。

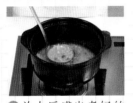

❺ 关火后盛出煮好的燕麦粥，装碗即成。

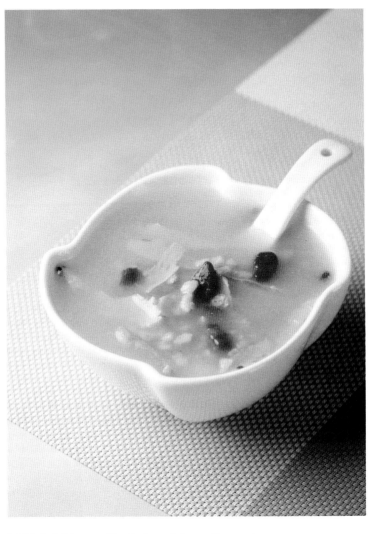

玉竹燕麦粥

▌烹饪时间：31分30秒 ▌营养功效：益气补血

🌶 原料

燕麦150克，玉竹15克，枸杞8克

🍲 调料

蜂蜜15克

制作指导

燕麦不宜冷水下锅，以免结成团，不易煮熟。

天花粉银耳百合粥

┃烹饪时间：41分钟　┃营养功效：安神助眠

🌶️ 原料

天花粉10克，百合20克，水发银耳30克，水发大米100克

🍲 调料

冰糖15克

🍴 做法

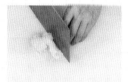

①洗好的银耳切成小块，备用。

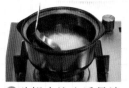

②砂锅中注入适量清水烧开，倒入洗净的大米，搅拌匀。

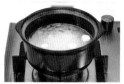

③放入备好的天花粉、银耳，搅匀。

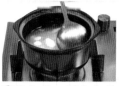

④盖上盖，用小火煮至食材熟软。

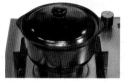

⑤揭开盖，倒入洗净的百合，续煮10分钟至食材熟透。

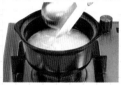

⑥加入适量冰糖，搅拌匀，略煮一会儿至冰糖溶化。

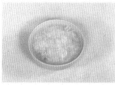

⑦关火后盛出煮好的粥，装入碗中即可。

制作指导

可根据个人口味，选择是否加糖。

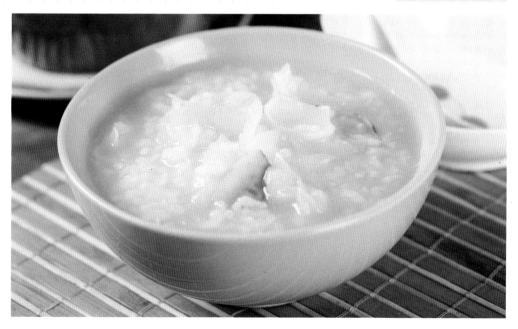

沙参薏米粥

┃烹饪时间：62分钟 ┃营养功效：养心润肺

🌶️ 原料

水发大米150克，水发薏米85克，沙参20克，莱菔子10克

🍲 调料

盐少许

🍴 做法

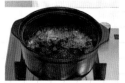

❶砂锅中注入适量清水烧开，放入洗净的沙参、莱菔子。

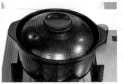

❷盖上盖，煮沸后转小火煮约20分钟，至其析出有效成分。

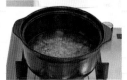

❸揭盖，捞出药材以及杂质，再倒入洗净的薏米。

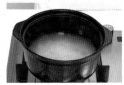

❹放入洗好的大米，快速拌匀。

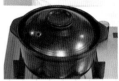

❺盖好盖，烧开后用小火续煮约40分钟，至米粒熟透。

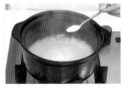

❻取下盖子，加盐调味，转中火煮入味，盛出装入汤碗即成。

制作指导

薏米的泡发时间可以长一些，能节省烹饪时间。

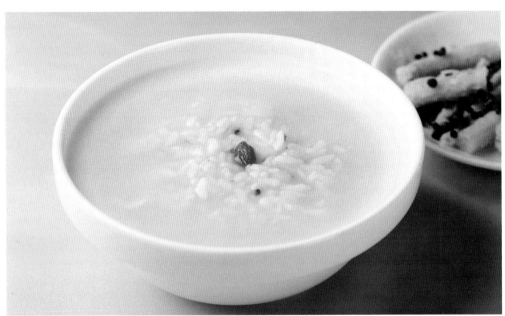

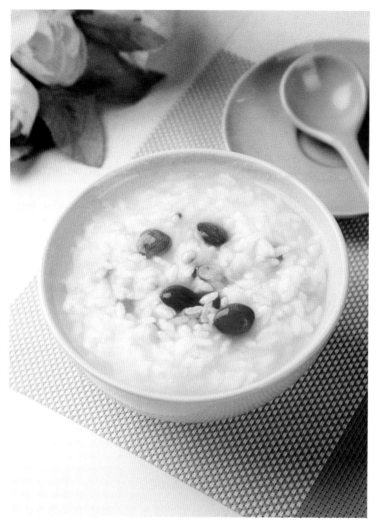

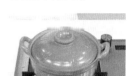

做法

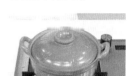

❶砂锅中注入适量清水烧热，倒入备好的杏仁、川贝母。

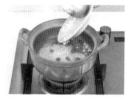

❷盖上盖，用中火煮约10分钟。

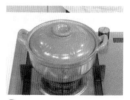

❸揭开盖，倒入大米，拌匀。

❹再盖上盖，烧开后用小火煮约30分钟至食材熟透。

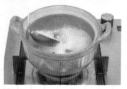

❺揭开盖，用勺子搅拌均匀，盛出煮好的粥即可。

川贝杏仁粥

▌烹饪时间：41分钟　▌营养功效：开胃消食

原料

水发大米75克，杏仁20克，川贝母少许

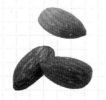

制作指导

杏仁用温水浸泡后再煮，更容易析出营养成分。

芦荟雪梨粥

| 烹饪时间：47分钟 | 营养功效：养心润肺

🌶 原料

水发大米180克，芦荟30克，雪梨170克

🍲 调料

白糖适量

🍴 做法

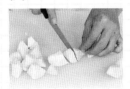

❶将洗净的雪梨切开，去核，去皮，把果肉切小块。

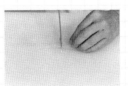

❷洗好的芦荟切开，取果肉，再切小段，备用。

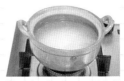

❸砂锅中注入适量清水烧热，倒入洗净的大米，搅拌匀。

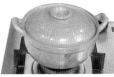

❹盖上盖，烧开后用小火煮约30分钟，至米粒变软。

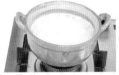

❺揭盖，倒入切好的芦荟，放入雪梨块，拌匀。

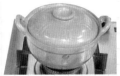

❻再盖上盖，用小火续煮约15分钟，至食材熟透。

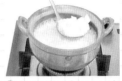

❼盖上盖，加入少许白糖，拌匀，用中火煮至溶化。

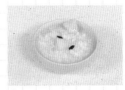

❽关火后盛出煮好的粥，装入碗中即成。

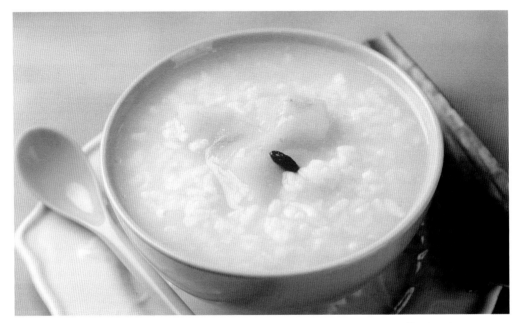

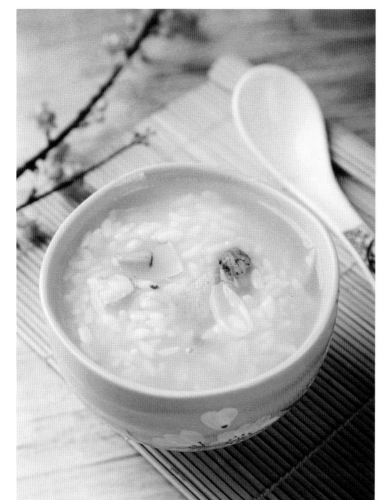

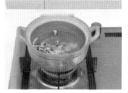

❶ 洗净的玉竹切小段，备用。

❷ 砂锅中注水烧热，倒入玉竹、石斛，用大火煮至沸。

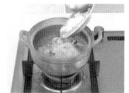

❸ 倒入洗好的大米，搅拌均匀。

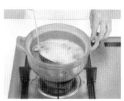

❹ 盖上盖，用小火煮约30分钟至熟；揭开盖，搅拌均匀。

玉竹石斛粥

▌烹饪时间：32分钟　▌营养功效：益气补血

 原料

水发大米120克，石斛10克，水发玉竹10克

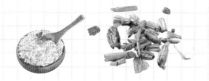

制作指导

水不可加太多，以免降低石斛的药效。

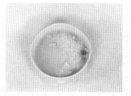

❺ 盛出煮好的粥，装碗即可。

🍴 做法

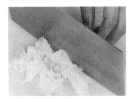

❶洗好的银耳切去黄色根部，再切成小块，备用。

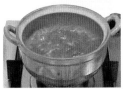

❷砂锅中注入适量清水烧开。

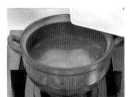

❸倒入洗净的大米。

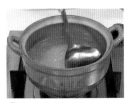

❹加入洗好的小米，搅匀。

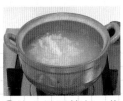

❺放入银耳拌匀，烧开后用小火煮熟，盛出装入汤碗中即可。

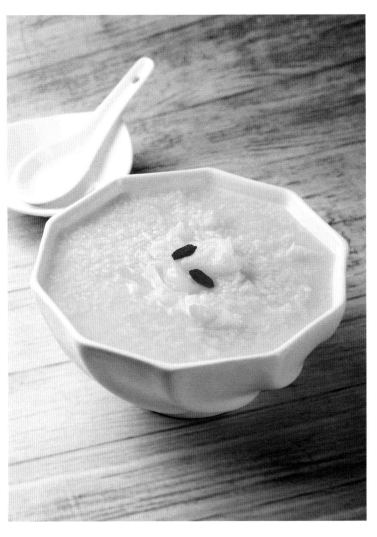

双米银耳粥

▎烹饪时间：31分钟　▎营养功效：降低血压

🌶 原料

水发小米120克，水发大米130克，水发银耳100克

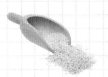

制作指导

大米和小米是泡发好的，所以可以适当缩短烹饪时间。

灵芝莲子百合粥

| 烹饪时间：52分钟 | 营养功效：降低血压

🌶️ 原料

水发大米150克，水发莲子70克，鲜百合40克，灵芝20克

🍴 做法

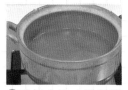
❶ 砂锅中注入适量清水烧开。

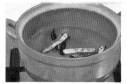
❷ 放入洗净的灵芝。

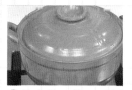
❸ 盖上盖，烧开后用小火煮约20分钟，至药材析出有效成分。

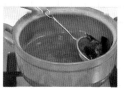
❹ 揭盖，捞出灵芝。

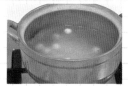
❺ 再倒入洗净的大米、莲子、百合，搅拌匀。

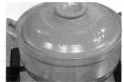
❻ 盖好盖，煮沸后用小火煮约30分钟，至米粒熟软。

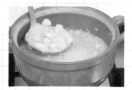
❼ 揭开盖，略微搅拌片刻。

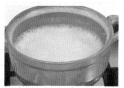
❽ 再用大火续煮一会儿，盛出装入汤碗中即成。

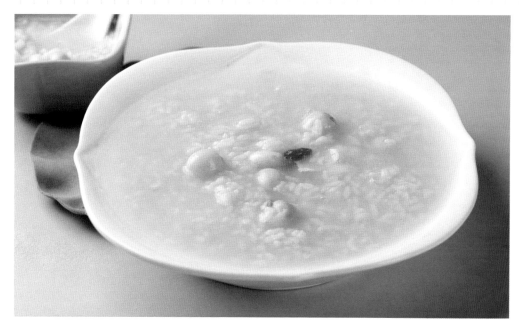

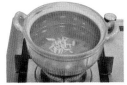

❶砂锅中注入适量清水烧热，放入洗净的麦冬。

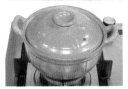

❷盖上盖，用中火煮约30分钟，至其析出有效成分。

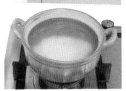

❸揭盖，捞出药材，再倒入洗净的大米，搅拌匀。

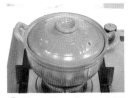

❹盖上盖，烧开后用小火煮约30分钟，至大米熟透。

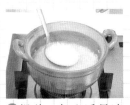

❺揭盖，加入适量冰糖，用中火煮至溶化，盛出装碗即成。

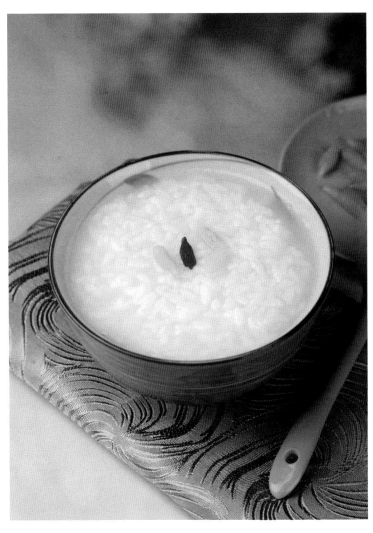

麦冬大米粥

▮烹饪时间：62分钟　　▮营养功效：开胃消食

🌶 原料

水发大米120克，麦冬25克

🍲 调料

冰糖30克

制作指导

砂锅中的水要一次性加足，中途不宜再加水。

杏仁猪肺粥

| 烹饪时间：52分钟 | 营养功效：降压降糖

原料

猪肺150克，北杏仁10克，水发大米100克，姜片、葱花各少许

调料

盐3克，鸡粉2克，芝麻油2毫升，料酒3毫升，胡椒粉适量

做法

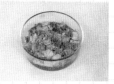

❶将洗净的猪肺切成小块，放入清水中，加盐，抓洗干净。

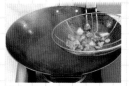

❷锅中注水烧开，加入料酒，倒入猪肺，煮1分30秒，捞出。

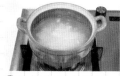

❸砂锅中注水烧开，放入洗好的北杏仁、大米，搅匀。

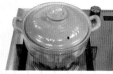

❹盖上盖，烧开后用小火煮30分钟，至大米熟软。

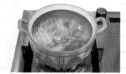

❺揭盖，倒入猪肺，搅匀，放入少许姜片，拌匀。

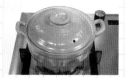

❻盖上盖，用小火续煮至食材熟透。

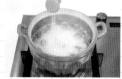

❼揭盖，放入适量鸡粉、盐、胡椒粉，搅匀调味。

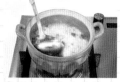

❽淋入少许芝麻油，搅匀，放入少许葱花，搅拌匀即可。

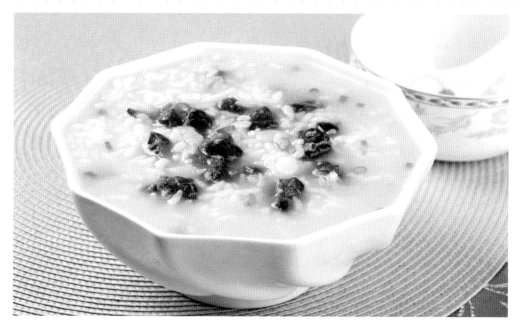

银耳鸡肝粥

▌烹饪时间：37分钟 ▌营养功效：益气补血

🌶 原料

水发大米150克，水发银耳100克，鸡肝150克，枸杞3克，姜丝、葱花各少许

🍲 调料

盐2克，鸡粉3克，生粉、食用油各少许

🍴 做法

❶洗净的鸡肝切片。

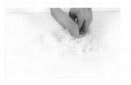

❷洗好的银耳切小块，备用。

❸把鸡肝装入碗中，加入少许盐、鸡粉拌匀。

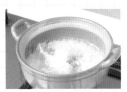

❹放入姜丝、生粉、食用油拌匀，腌渍入味，备用。

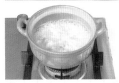

❺砂锅中注入适量清水烧开，放入大米、鸡肝、银耳拌匀。

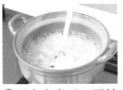

❻用大火煮开，再转小火煮35分钟。

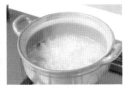

❼倒入枸杞，拌匀，煮1分钟。

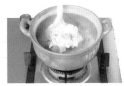

❽加入盐、鸡粉，拌匀调味，放入葱花，拌匀即可。

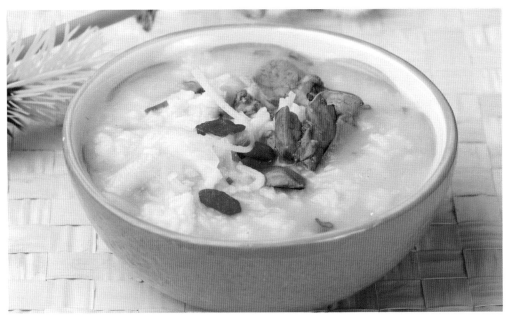

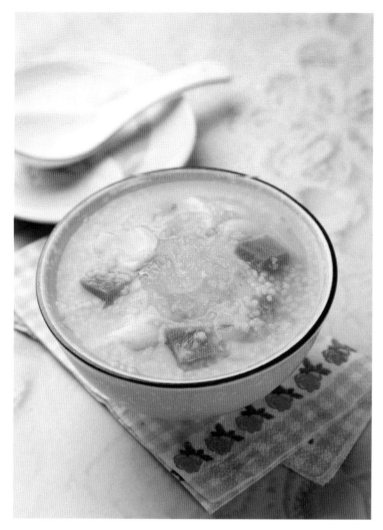

莲子燕窝红薯粥

烹饪时间：32分钟 | **营养功效：益气补血**

🌶 原料

红薯块100克，水发莲子、鲜百合各35克，水发小米120克，水发燕窝20克

🍲 调料

白糖6克

制作指导

燕窝可用凉开水浸泡1～2小时，再切碎，煮粥效果会更佳。

🍴 做法

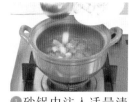

①砂锅中注入适量清水烧开，倒入备好的红薯、莲子、百合。

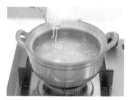

②倒入洗净的小米，加入备好的燕窝。

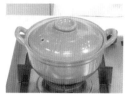

③盖上盖，烧开后用小火煮约30分钟至食材熟透。

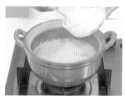

④揭开盖，加入适量白糖。

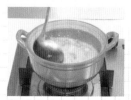

⑤搅拌均匀，至白糖溶化，盛出煮好的粥即可。

冬季养生粥

冬季万物敛藏，人体新陈代谢亦趋缓慢，机体的生理功能和食欲都会有所减退。我们应该遵循"闭藏"的养生法则，多保存体内的阳气，收敛充实阴气，这样才能保持来年蓬勃的生命力。所谓"闭藏"，一方面是指调节饮食，适度进补；另一方面也告诉我们要"神藏于内"，即保持精神上的平静。这样，我们才能做好冬季的养生保健，为生命银行增加足够的储备。

在饮食方面，冬季是进补的最好季节，民间有"冬天进补，开春打虎"的谚语。冬季食补应注意营养的全面搭配和平衡吸收。元代忽思慧所著《饮膳正要》曰："……冬气寒，宜食黍以热性治其寒。"意思是说，少食生冷，有的放矢地食用一些滋阴潜阳，热量较高的膳食为宜，同时也要多吃新鲜蔬菜以避免维生素的缺乏，如：牛羊肉、乌鸡、鲫鱼，多饮豆浆、牛奶，多吃萝卜、青菜、豆腐、木耳等。冬季进补还应因人而异，因为食有谷肉果菜之分，人有男女老幼之别，体质有虚实寒热之辨，故"冬令进补"应根据实际情况有针对性地选择进补方案，万不可盲目进补。

按照传统中医理论，滋补通常可分为四类：即补气、补血、补阴、补阳。补气食品是指具有益气健脾功效，对气虚证有补益作用的食品。如党参、黄芪、大枣、山药、鸡肉等。补血食品是指对血虚证者有补益作用的食品。如动物肝脏、动物血制品、红枣、花生、龙眼肉、荔枝肉、阿胶、桑葚、黑木耳、菠菜等。补阳食品是指具有补阳助火、增强性功能的功效，对阳虚证有补益作用的食品。如羊肉、虾类、鹿肉、核桃仁、韭菜、枸杞、鸽蛋、鳝鱼等。补阴食品是指具有滋养阴液、生津润燥的功效，对阳虚证有补益作用的食品。如银耳、木耳、梨、牛奶、鸡蛋等。

冬至是进补的好时节，日常饮食中可以对照上述分类，选择适合自己的食物做成养生粥，为来年打下一个好的身体基础。

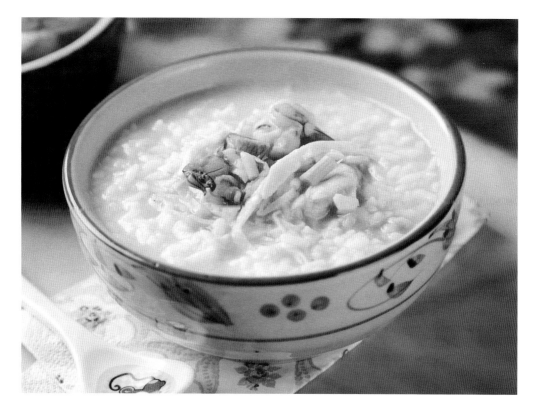

艇仔粥

▌烹饪时间：52分钟 ▌营养功效：开胃消食

🌶️ 原料

鸡蛋1个，肉末50克，草鱼肉80克，叉烧肉50克，虾仁30克，大米300克，葱花少许

🍲 调料

盐2克，鸡粉1克，水淀粉6毫升，料酒、芝麻油各5毫升

🍴 做法

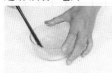

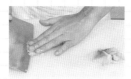

❶洗好的草鱼肉切片；虾仁去除虾线；叉烧肉切成丁。

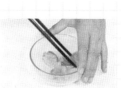

❷在虾仁中放入盐、料酒、水淀粉，拌匀，腌渍至其入味。

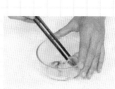

❸在鱼肉里放入盐、水淀粉，拌匀，腌渍至其入味。

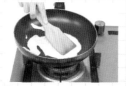

❹取一个碗，打入鸡蛋，搅匀，制成蛋液，备用。

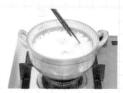

❺锅中注油烧热，倒入蛋液，煎成蛋皮盛出，切成丝。

❻砂锅中注水烧热，放大米煮熟；加放入其余食材略煮片刻。

❼撒上葱花，放鸡粉、芝麻油拌匀盛出，撒上蛋丝即可。

人参黄芪粥

烹饪时间：51分钟 ┃ 营养功效：增强免疫

🌶 原料

水发大米150克，白术15克，黄芪15克，
人参片8克

🍴 做法

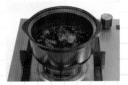 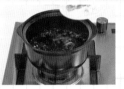 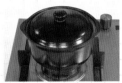 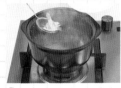

①砂锅中注入适量清水烧开。

②放入备好的白术、黄芪、人参。

③盖上盖，用小火煮约20分钟至其析出有效成分。

④揭开盖，捞出煮好的药渣。

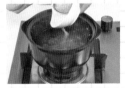 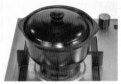 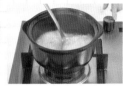 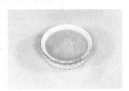

⑤倒入洗净的大米，搅拌匀。

⑥盖上盖，烧开后用小火煮约30分钟至大米熟透。

⑦揭开盖，搅拌匀。

⑧关火后盛出煮好的粥，装入碗中即可。

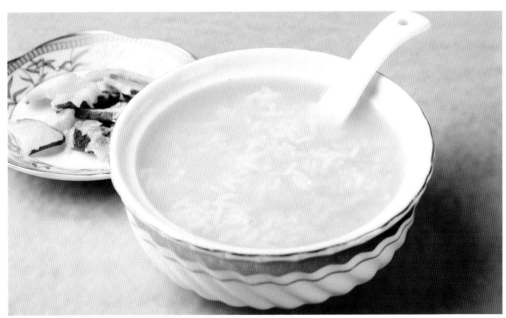

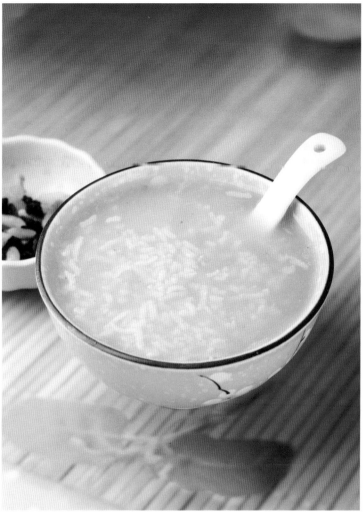

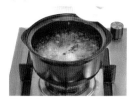

做法

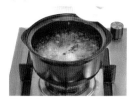

❶砂锅中注入适量清水烧开，放入备好的五味子、麦冬。

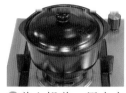

❷盖上锅盖，用小火煮15分钟至其析出有效成分。

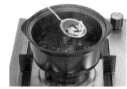

❸揭开锅盖，将药材捞干净。

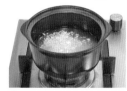

❹倒入洗好的大米搅匀，放入人参，盖上锅盖，烧开后用小火煮至其熟软。

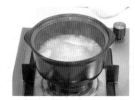

❺揭开锅盖，放入白糖至其溶化，盛出装入碗中即可。

人参五味子粥

| 烹饪时间：46分钟 | 营养功效：开胃消食

原料

五味子10克，麦冬15克，人参片5克，水发大米150克

调料

白糖20克

制作指导

将大米泡发后再煮，这样更容易煮熟。

🍴 做法

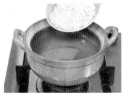

❶ 砂锅中注入适量清水烧热，倒入小米，拌匀。

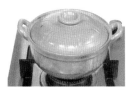

❷ 盖上盖，用大火煮开后转小火续煮1小时至小米熟软。

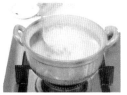

❸ 揭盖，放入洗好的枸杞，拌匀。

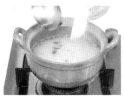

❹ 倒入阿胶，搅拌匀，煮至溶化。

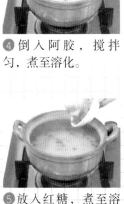

❺ 放入红糖，煮至溶化，盛出装碗，待稍微放凉后即可食用。

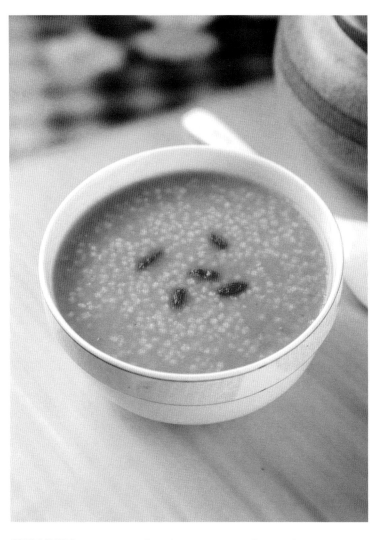

阿胶枸杞小米粥

▌烹饪时间：65分钟 ▌营养功效：益气补血

🌶 原料

小米500克，枸杞8克，阿胶15克，红糖20克

制作指导

小米可事先泡发，这样更容易煮熟。

生姜羊肉粥

▎烹饪时间：52分钟 ▎营养功效：益气补血

 原料

水发大米100克，羊肉70克，姜丝、葱花各少许

 调料

盐、鸡粉各2克，料酒10毫升

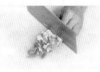 **做法**

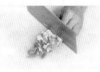 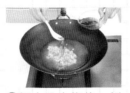 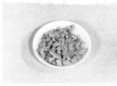 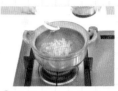

❶将洗净的羊肉切条形，改切成小块。

❷锅中注水烧热，倒入羊肉块，淋入料酒，氽去血水。

❸捞出羊肉，沥干水分，待用。

❹砂锅中注水烧热，倒入羊肉，撒上姜丝，再淋入料酒。

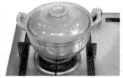 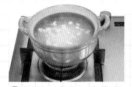 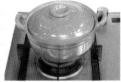 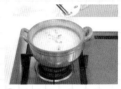

❺盖上盖，烧开后用小火煮约20分钟。

❻揭盖，倒入洗净的大米，搅拌均匀。

❼再盖上盖，用小火续煮约30分钟至食材熟透。

❽揭开盖，加入盐、鸡粉调味，撒上葱花，煮出香味即可。

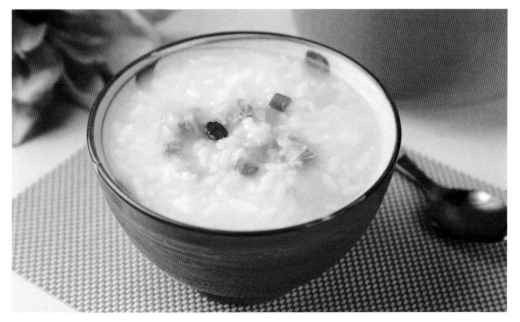

🍴 做法

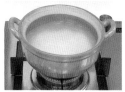

① 砂锅中注入适量清水烧开，倒入洗净的大米。

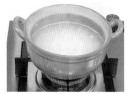

② 拌匀，用大火煮至沸，撒上姜末。

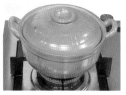

③ 盖上盖，烧开后用小火煮约30分钟，至大米熟透。

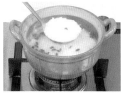

④ 揭盖，倒入洗净的枸杞，搅拌匀，转中火煮至断生。

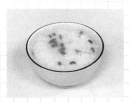

⑤ 关火后盛出煮好的粥，装入碗中即成。

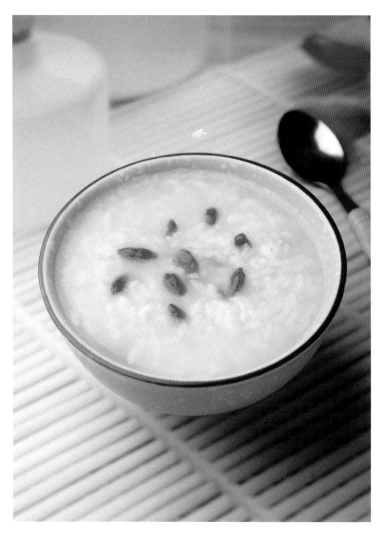

生姜枸杞粥

▌烹饪时间：32分钟　　▌营养功效：开胃消食

🌶 原料

水发大米150克，枸杞12克，姜末10克

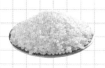

制作指导

枸杞煮的时间不宜太长，以免破坏其营养。

腊八粥

| 烹饪时间：46分钟 | 营养功效：益气补血

🌶 原料

水发糯米135克，水发红豆100克，水发绿豆100克，水发花生90克，红枣15克，桂圆肉30克，腰果35克，冰糖45克，陈皮2克

🍴 做法

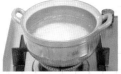
①砂锅中注入适量清水烧开，倒入泡发好的糯米。

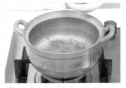
②将绿豆倒入锅中。

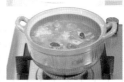
③放入洗好的、红豆、花生桂圆肉、腰果、红枣、陈皮。

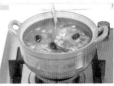
④将锅中材料用勺搅拌均匀。

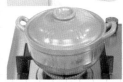
⑤盖上锅盖，用小火炖40分钟。

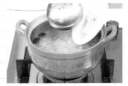
⑥揭开锅盖，放入适量冰糖，搅拌片刻。

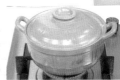
⑦再盖上锅盖，续煮5分钟。

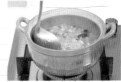
⑧关火后揭开锅盖，搅拌一会，盛出装入碗中即可。

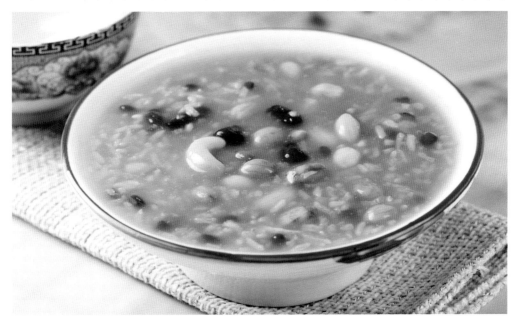

枸杞虫草粥

烹饪时间：31分钟 | 营养功效：保护视力

🥄 原料

枸杞8克，冬虫夏草2根，水发大米180克

🍲 调料

冰糖20克

🍴 做法

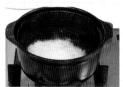

①砂锅中注入适量清水烧开，倒入洗好的大米。

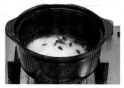

②放入洗好的枸杞、冬虫夏草。

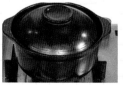

③盖上盖，烧开后用小火煮30分钟，至食材熟透。

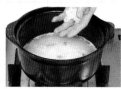

④揭开盖，放入适量冰糖。

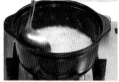

⑤搅拌匀，煮至冰糖溶化。

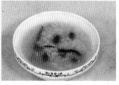

⑥关火后把煮好的粥盛出，装碗即可。

制作指导

煮粥时，应掌握好用水量，水和米的比例以4:1为宜。

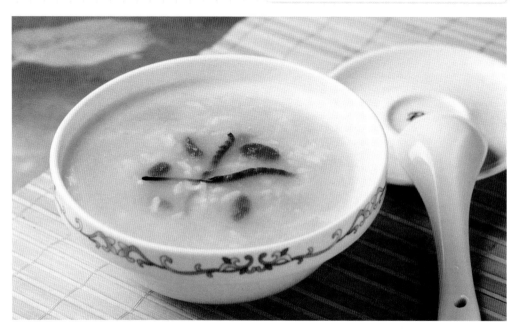

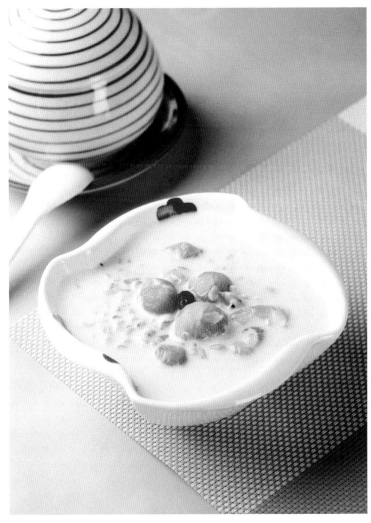

桂圆麦片粥

| 烹饪时间：31分钟　　| 营养功效：益气补血

🌶 **原料**

燕麦片90克，桂圆肉45克，牛奶200毫升

 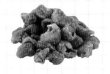

制作指导

牛奶不可久煮，否则会使其营养流失。

🍴 做法

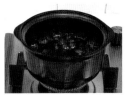

❶砂锅中注入适量清水烧开。

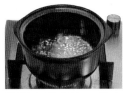

❷倒入燕麦片，放入洗好的桂圆肉。

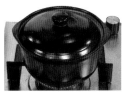

❸盖上盖，用小火煮至食材熟透。

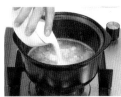

❹揭盖，倒入适量牛奶，拌匀煮沸。

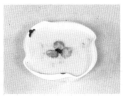

❺关火后盛出煮好的麦片粥，装碗即可。

PART 2　四季养生好粥道　069

当归黄芪核桃粥

| 烹饪时间：47分钟 | 营养功效：益气补血

🌶 原料

当归7克，黄芪6克，核桃仁20克，枸杞8克，水发大米160克

🍴 做法

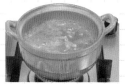

❶砂锅中注入适量清水烧开，放入洗净的黄芪、当归。

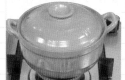

❷盖上盖，用小火煮15分钟，至其析出有效成分。

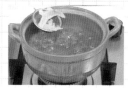

❸揭开盖子，捞去煮好的药渣。

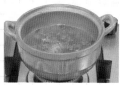

❹放入洗好的核桃仁、枸杞。

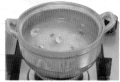

❺倒入洗净的大米。

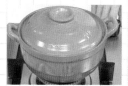

❻盖上盖，用小火再煮至大米熟透。

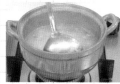

❼揭开盖子，用勺子搅拌片刻。

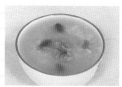

❽关火后将煮好的粥盛出，装碗即可。

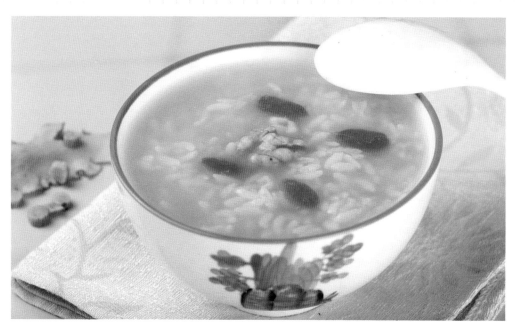

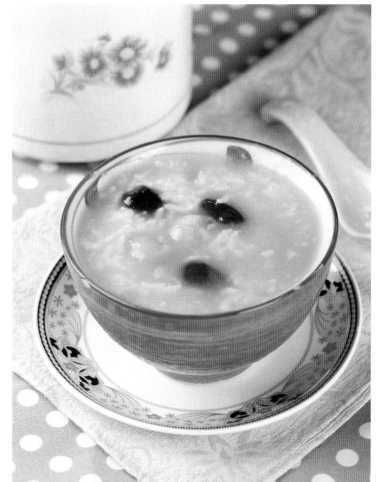

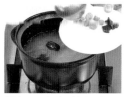

❶砂锅中注入适量清水烧开，倒入洗净的大米，搅拌匀。

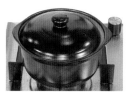

❷加入备好的红枣、桂圆。

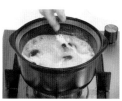

❸盖上盖，用小火煮30分钟至其熟软。

桂圆阿胶红枣粥

▌烹饪时间：43分钟　▌营养功效：养气补血

❹加入阿胶，倒入少许白酒拌匀，盖上盖，续煮10分钟。

原料

水发大米180克，桂圆肉30克，红枣35克，阿胶15克

调料

白糖30克，白酒少许

制作指导

可将红枣去核后再煮，这样食用时更方便。

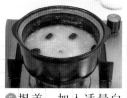

❺揭盖，加入适量白糖，搅拌匀，煮至溶化即可。

✕ 做法

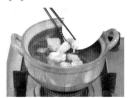

❶砂锅中注水，倒入备好的排骨。

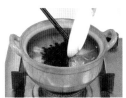

❷放入葱丝、姜丝，倒入洗好的小麦、黑豆，加入料酒拌匀。

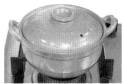

❸盖上盖，用大火煮开后转小火续煮1小时至食材熟透。

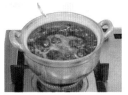

❹揭盖，加入少许盐，拌匀。

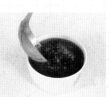

❺关火后盛出煮好的粥，装入碗中，待稍微放凉后即可食用。

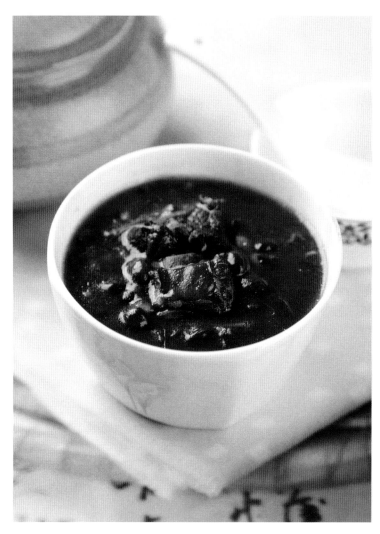

小麦黑豆排骨粥

▌烹饪时间：62分钟 ▌营养功效：保肝护肾

🌶 原料

小麦200克，黑豆200克，猪排骨400克，葱丝、姜丝各少许

🍲 调料

盐2克，料酒5毫升

制作指导

黑豆可以先浸泡一晚再煮，这样更容易熟软。

砂锅鱼片粥

| 烹饪时间：33分钟 | 营养功效：开胃消食 |

🌶 原料

大米200克，草鱼肉130克，蛋清适量，姜丝、香菜叶各少许

🍲 调料

盐、鸡粉各2克，生粉少许

🍴 做法

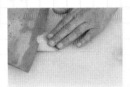

①洗好的草鱼肉用斜刀切片，装碗待用。

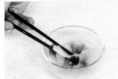

②在草鱼肉里加入盐、蛋清、生粉，拌匀，腌渍入味。

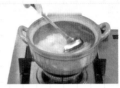

③砂锅中注入适量清水，倒入洗好的大米，拌匀。

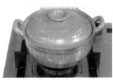

④盖上盖，用大火煮开后转小火煮30分钟至大米熟软。

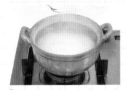

⑤揭盖，加入盐、鸡粉，拌匀。

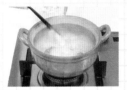

⑥放上姜丝，倒入腌好的鱼片，略煮片刻至鱼肉熟软。

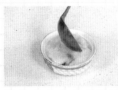

⑦关火后盛出煮好的粥，装入碗中。

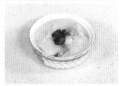

⑧点缀上备好的香菜叶即可。

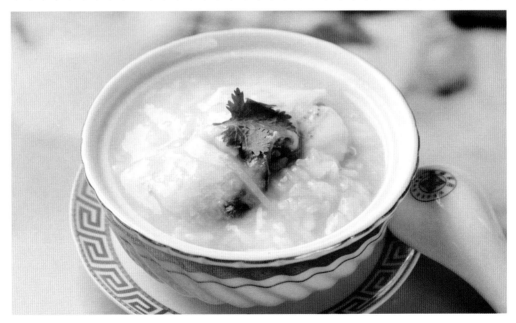

人参鸡粥

烹饪时间：47分钟 ┃ 营养功效：益气补血

🌶 原料

鸡肉300克，鸡肝80克，水发大米150克，人参6克

🍲 调料

盐2克，鸡粉2克，胡椒粉、料酒各适量，食用油少许

🍴 做法

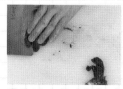
❶将洗净的鸡肝切成片，装入碗中。

❷再装入鸡肉，加盐、鸡粉、料酒、生粉，拌匀。

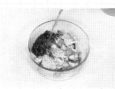
❸加入适量食用油，再拌匀，腌渍10分钟，至其入味。

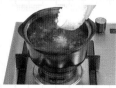
❹砂锅中注水烧开，放入洗净的大米、人参，搅拌均匀。

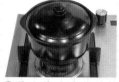
❺盖上盖，用小火煮30分钟至食材熟软。

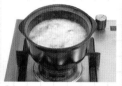
❻揭开盖，放入腌好的鸡肝、鸡肉拌匀。

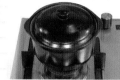
❼再盖上盖，用小火续煮至食材熟透。

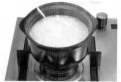
❽揭盖，加入适量盐、鸡粉、胡椒粉，拌匀调味即可。

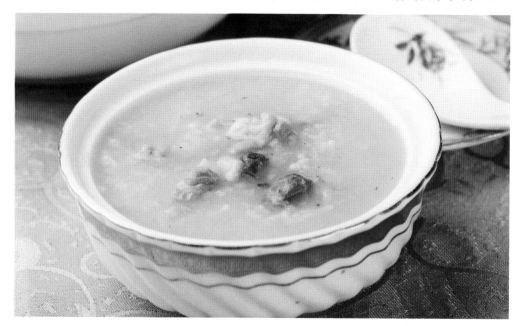

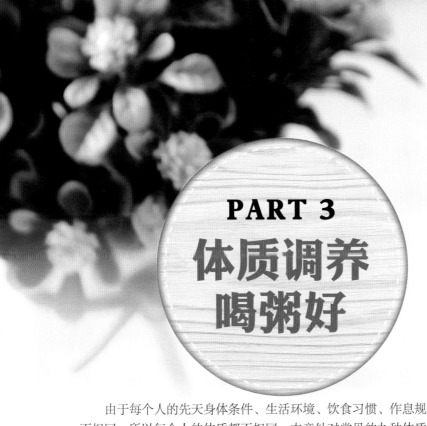

PART 3
体质调养
喝粥好

　　由于每个人的先天身体条件、生活环境、饮食习惯、作息规律等因素各不相同，所以每个人的体质都不相同。本章针对常见的九种体质人群，分别介绍了对应的饮食调养原则和多款调养粥品，让读者可以更容易找到适合自己的粥品，轻松吃得健康。

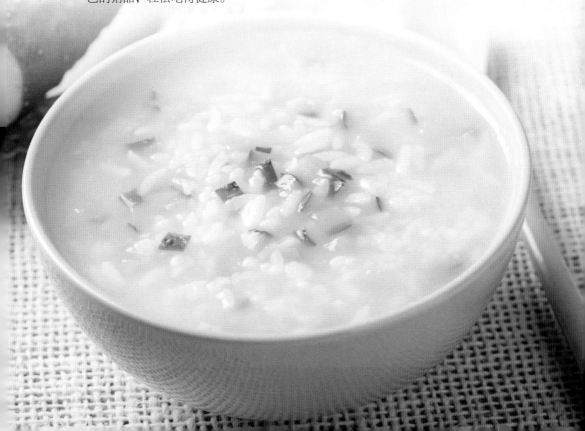

平和体质养生粥

平和体质的人群表现为：面色、肤色润泽，头发稠密有光泽，目光有神，鼻色明润，嗅觉通利，味觉正常，唇色红润，精力充沛，不易疲劳，耐受寒热，睡眠安和，胃口良好，两便正常，舌色淡红，苔薄白，脉和有神。

对于平和体质的人来说，养生保健宜饮食调理而不宜药补，因为平和之人阴阳平和，不需要药物纠正阴阳之偏正盛衰，如果用药物补益反而容易破坏阴阳平衡。

对于饮食调理，首先要"谨和五味"。饮食应清淡，不宜有偏嗜，否则会破坏身体的平衡状态。如过酸伤脾，过咸伤心，过甜伤肾，过辛伤肝，过苦伤肺。其次，在维持自身阴阳平衡的同时，平和体质的人还应该注意自然界的四时阴阳变化，顺应此变化，可保持自身与自然界的整体阴阳平衡。再则，平和体质的人可酌量选食具有缓补阴阳作用的食物，以增强体质。

平和体质日常饮食要注重"杂"。杂食指的是粗粮、细粮都吃，荤菜、素菜搭配，膳食安排多样化、全方位。古代医学就指出："五谷为养，五畜为益，五果为助，五菜为充。"据医学统计表明，百岁长寿的老人中绝大多数饮食习惯良好，膳食成分丰富，饮食简单，食量适中，荤素不忌，素食为主。当今西方国家时兴"四色膳食"，即每日膳食中都要有四种颜色的食品——白、红、绿、黄。同样基于杂食观的原理。杂食的优越性在于营养物质齐全与互补。

总之，平和体质人群日常养生宜有规律，有节制，不偏食，不嗜食，多吃五谷杂粮和新鲜的水果、蔬菜。

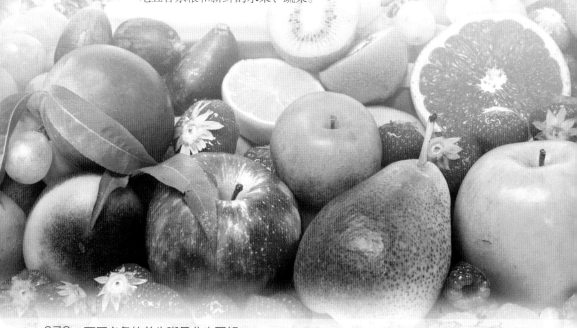

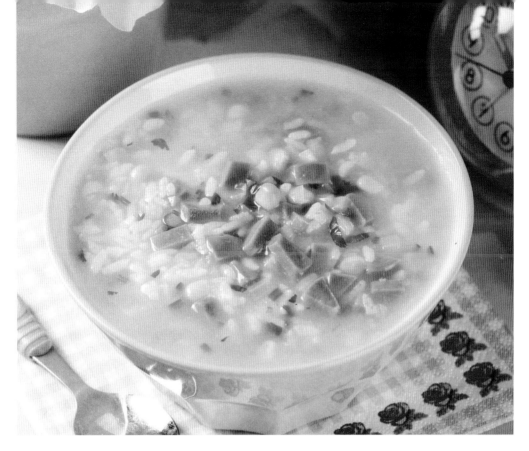

火腿玉米粥

┃ 烹饪时间：32分钟 ┃ 营养功效：开胃消食

原料

水发大米100克，鲜玉米粒90克，火腿肠60克，香菜25克，西芹30克

调料

盐1克，鸡粉1克，芝麻油适量

做法

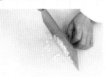

❶ 洗净的西芹切细丝，改切成粒；洗好的香菜切末。

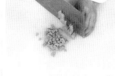

❷ 火腿肠去除包装，切条形，再切成小丁块，备用。

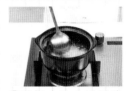

❸ 砂锅中注入适量清水烧开，倒入洗净的大米，拌匀。

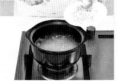

❹ 放入洗净的玉米粒，搅拌匀。

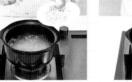

❺ 盖上盖，烧开后转小火煮约30分钟，至大米熟软。

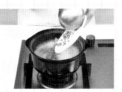

❻ 揭盖，放入火腿肠、西芹，加盐、鸡粉、香菜末拌匀。

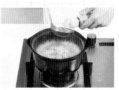

❼ 淋入芝麻油拌煮至粥浓稠，关火后盛出煮好的粥即可。

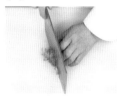

做法

① 洗好的西红柿切片，再切成条，改切成丁，备用。

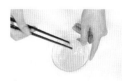

② 鸡蛋打入碗中，打散调匀，制成蛋液，备用。

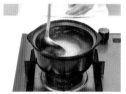

③ 砂锅中注水烧开，倒入大米煮约30分钟至大米熟软。

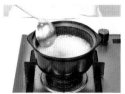

④ 揭开锅盖，倒入西红柿丁拌匀，盖上盖，转中火煮熟软。

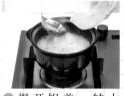

⑤ 揭开锅盖，转大火，加盐调味，倒入蛋液煮至蛋花浮现，盛出装碗即可。

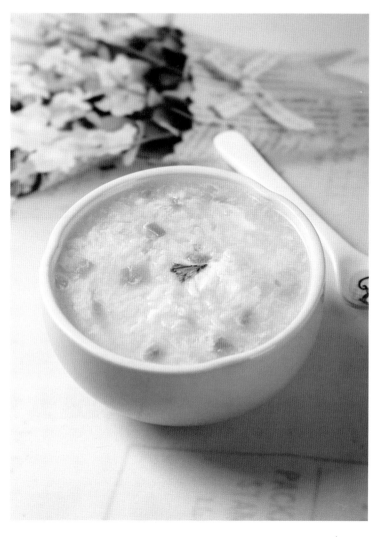

鸡蛋西红柿粥

| 烹饪时间：32分钟 | 营养功效：开胃消食

原料

水发大米110克，鸡蛋50克，西红柿65克

调料

盐少许

制作指导

倒入蛋液时要边倒边搅拌，这样打出的蛋花才好看。

香菇蛋花上海青粥

| 烹饪时间：32分钟 | 营养功效：防癌抗癌

🌶 原料

水发香菇45克，上海青100克，水发大米150克，鸡蛋1个

🍲 调料

盐3克，鸡粉2克，食用油适量

🍴 做法

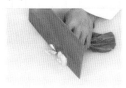

①洗净的上海青切瓣，再切粒。

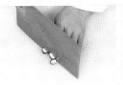

②洗好的香菇切片，再切粒。

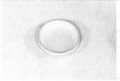

③鸡蛋打开，取蛋清，待用。

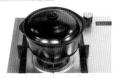

④砂锅中注水烧开，倒入大米拌匀，盖上盖，煮30分钟至熟。

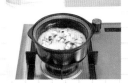

⑤揭开盖，放入香菇粒，拌匀。

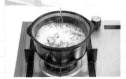

⑥倒入上海青，淋入适量食用油。

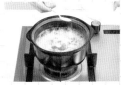

⑦加入适量盐、鸡粉，拌匀调味。

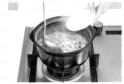

⑧倒入蛋清拌匀，略煮片刻，盛出煮好的粥，装入碗中即可。

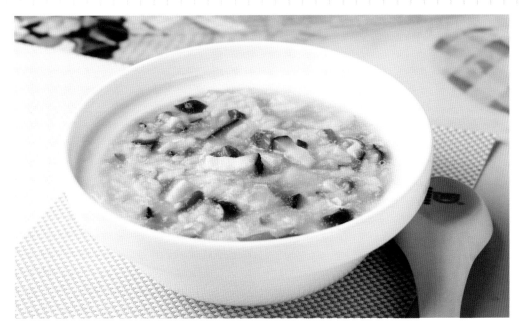

花菜香菇粥

烹饪时间：57分钟 ┃ 营养功效：增强免疫

 原料

西蓝花100克，花菜80克，胡萝卜80克，大米200克，香菇、葱花各少许

调料

盐2克

做法

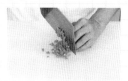

❶洗净去皮的胡萝卜切片，再切条，改切成丁。

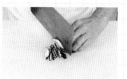

❷洗好的香菇切条。

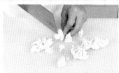

❸洗净的花菜去除菜梗，再切成小朵。

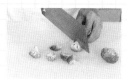

❹洗好的西蓝花去除菜梗，再切成小朵，备用。

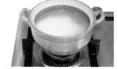

❺砂锅中注入适量清水烧开，倒入洗好的大米。

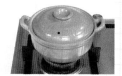

❻盖上盖，用大火煮开后转小火煮40分钟。

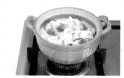

❼揭盖，倒入香菇、胡萝卜、花菜、西蓝花拌匀，续煮至熟。

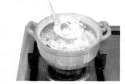

❽揭盖，放入盐调味，盛出装碗，撒上葱花即可。

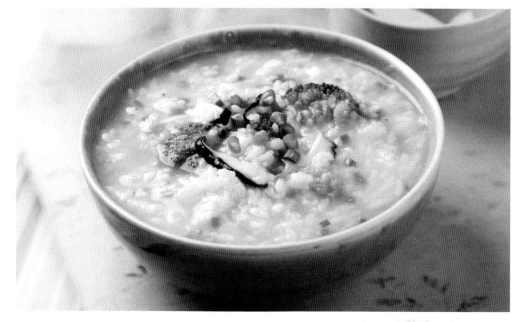

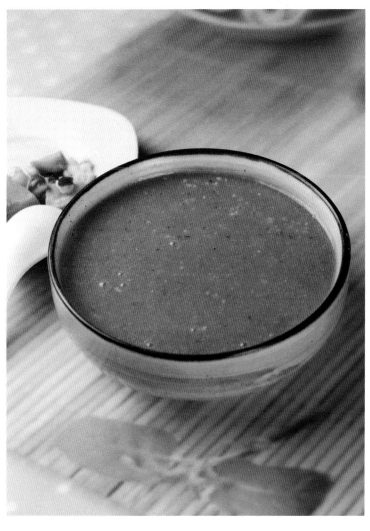

栗香南瓜粥

▎烹饪时间：2分钟　　▎营养功效：防癌抗癌

原料

南瓜300克，板栗肉100克，芡实80克

调料

盐2克

制作指导

煮的时候最好朝同一方向搅动，以防煳锅。

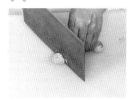

❶洗好的板栗肉切成小块；去皮洗净的南瓜切成小块。

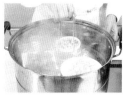

❷蒸锅注水烧开，放入板栗、南瓜、芡实，蒸熟，取出。

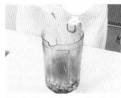

❸取榨汁机，将蒸好的食材放入搅拌杯中，加入清水。

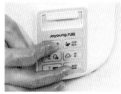

❹选择"榨汁"功能，将材料搅成糊状，备用。

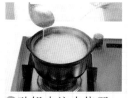

❺砂锅中注水烧开，倒入搅拌好的材料拌匀，煮约1分钟，放入盐拌匀调味即成。

🍴 做法

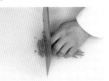

❶ 洗好的胡萝卜切薄片，切成细丝，再切成粒。

❷ 洗净去皮的南瓜切片，再切丝，改切成粒，备用。

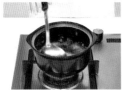

❸ 砂锅中注入适量清水烧开，倒入洗净的大米，搅拌均匀。

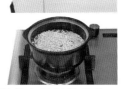

❹ 放入切好的南瓜、胡萝卜，搅拌均匀。

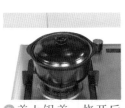

❺ 盖上锅盖，烧开后用小火煮至食材熟软，持续搅拌一会儿，盛出装碗即可。

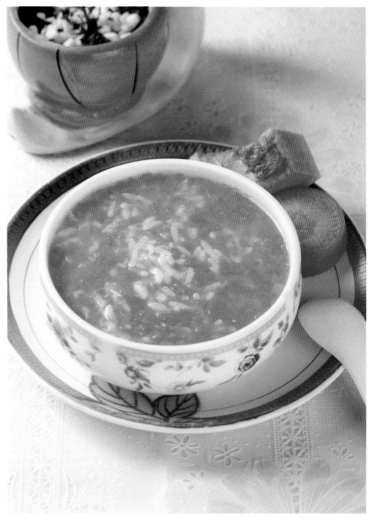

胡萝卜南瓜粥

▌烹饪时间：41分钟　▌营养功效：保护视力

🌶️ 原料

水发大米80克，南瓜90克，胡萝卜60克

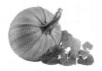

制作指导

若不喜欢胡萝卜的味道，可将其焯一下水，会减弱其味道。

芋头红薯粥

| 烹饪时间：46分钟 | 营养功效：降低血压

🌶 原料

香芋200克，红薯100克，水发大米120克

🍴 做法

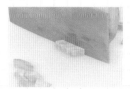
❶洗净去皮的红薯切厚块，再切条，改切成丁。

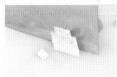
❷洗净去皮的香芋切厚块，再切条，再切成丁，备用。

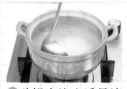
❸砂锅中注入适量清水烧开，倒入洗净的大米，搅匀。

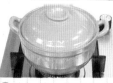
❹盖上盖，烧开后用小火煮30分钟，至米粒熟软。

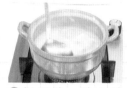
❺揭开盖，放入香芋、红薯，搅拌匀。

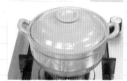
❻盖上盖，用小火续煮至食材熟透。

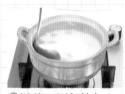
❼揭盖，用勺拌匀。

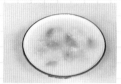
❽关火后盛出煮好的粥，装汤碗即可。

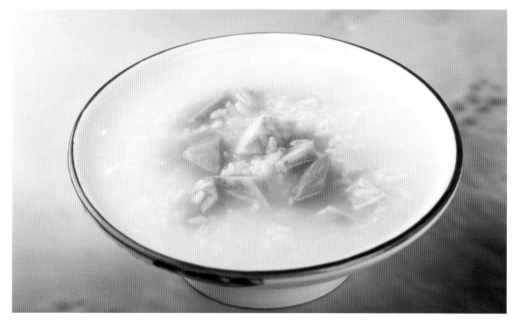

木瓜杂粮粥

| 烹饪时间：35分钟 | 营养功效：降低血压

 原料

木瓜110克，水发大米80克，水发绿豆、水发糙米、水发红豆、水发绿豆、水发薏米、水发莲子、水发花生米各70克，玉米碎60克，玉竹20克

🍴 做法

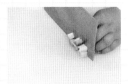

❶将洗净去皮的木瓜切条形，再切成小丁块，备用。

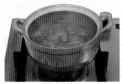

❷砂锅中注入适量清水烧开。

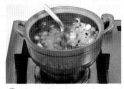

❸倒入备好的大米、杂粮和洗净的玉竹，搅拌匀。

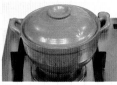

❹盖上盖，煮沸后用小火煮约30分钟，至食材熟软。

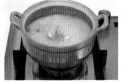

❺揭盖，倒入木瓜丁，搅拌匀。

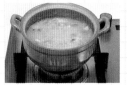

❻用小火续煮约3分钟，至食材熟透。

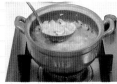

❼关火后盛出煮好的杂粮粥。

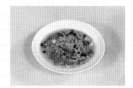

❽装入汤碗中即成。

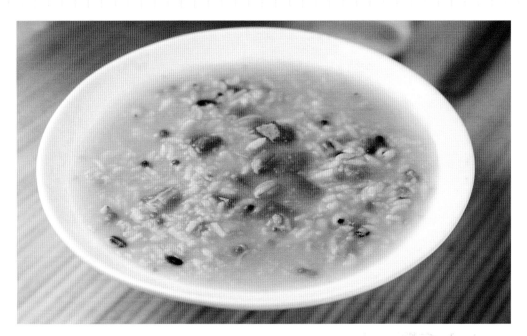

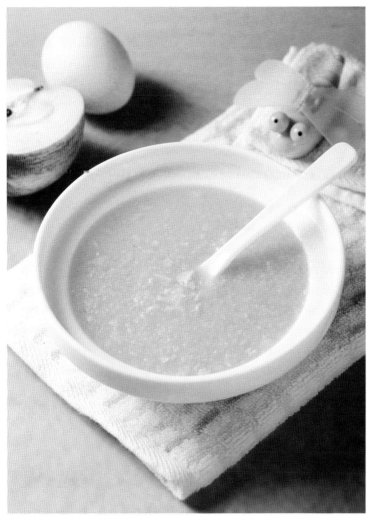

苹果玉米粥

▌烹饪时间：16分钟 ▌营养功效：增强免疫

🌶 原料

玉米碎80克，熟蛋黄1个，苹果50克

制作指导

煮熟的鸡蛋放入冷水中浸泡片刻，更易去壳。

🍴 做法

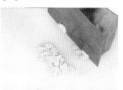

❶洗好的苹果去核，削去果皮，把果肉切成丁，再剁碎。

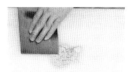

❷蛋黄切成细末。

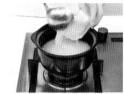

❸砂锅中注入适量清水烧开，倒入玉米碎搅拌均匀。

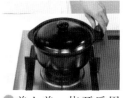

❹盖上盖，烧开后用小火煮约15分钟至其呈糊状。

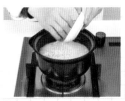

❺揭开锅盖，倒入苹果碎，撒上蛋黄末，搅拌均匀，盛出玉米粥，装入碗中即可。

做法

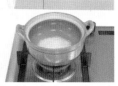

①洗净的香蕉去除果皮，把果肉切条形，改切成丁，备用。

②砂锅中注入适量清水烧开，倒入洗好的大米，搅拌匀。

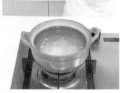

③放入洗净的玉米粒、豌豆，拌匀。

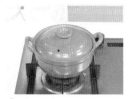

④盖上盖，烧开后转小火煮约30分钟，至食材熟软。

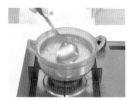

⑤揭盖，倒入香蕉，拌匀，盛出煮好的粥即可。

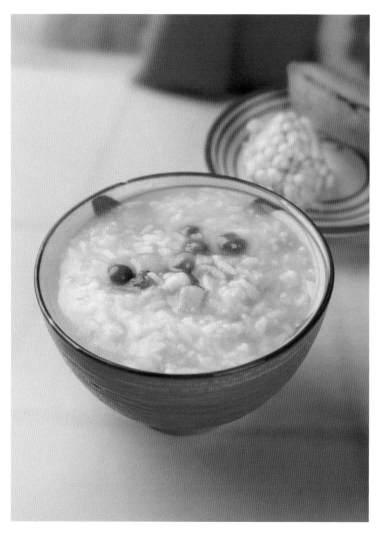

香蕉玉米豌豆粥

▌烹饪时间：31分钟 ▌营养功效：安神助眠

🌶 原料

水发大米80克，香蕉70克，玉米粒30克，豌豆55克

制作指导

制作指导香蕉下锅后不能久煮，否则粥会有酸味。

鸡蛋瘦肉粥

烹饪时间：32分钟 | 营养功效：益智健脑

🌶 原料

水发大米110克，鸡蛋1个，瘦肉60克，
葱花少许

🍲 调料

盐、鸡粉各2克

🍴 做法

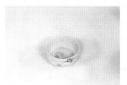
❶将鸡蛋打入碗中，打散调匀，制成蛋液，备用。

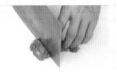
❷把洗净的瘦肉切碎，剁成肉末。

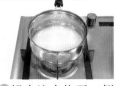
❸锅中注水烧开，倒入洗好的大米，搅拌几下，使米粒散开。

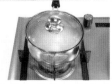
❹盖上盖子，煮沸后用小火煮约30分钟至米粒变软。

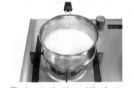
❺取下盖子，搅动几下，放入肉末搅拌匀，煮至肉末松散。

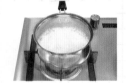
❻加入盐、鸡粉，拌匀调味。

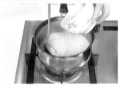
❼放入蛋液，边倒边搅拌，使蛋液散开，再煮至液面浮起蛋花。

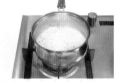
❽撒上葱花拌至散发出葱香味，盛出装碗即成。

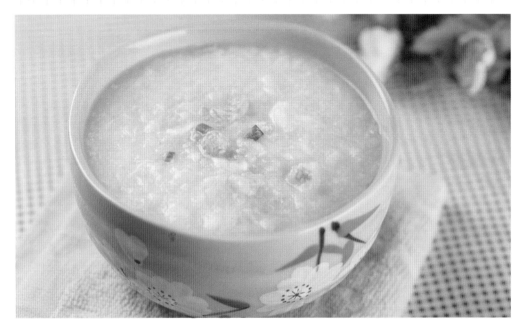

✂ 做法

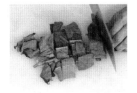

❶洗净的菠菜切成段，备用。

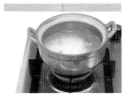

❷砂锅中注入适量清水烧热，倒入备好的花生米、大米。

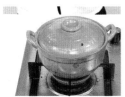

❸盖上锅盖，烧开后用小火煮约40分钟至食材熟软。

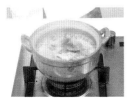

❹揭开锅盖，倒入菠菜拌匀煮至软。加盐搅匀，煮入味。

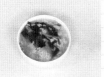

❺关火后盛出煮好的粥，装入碗中即可。

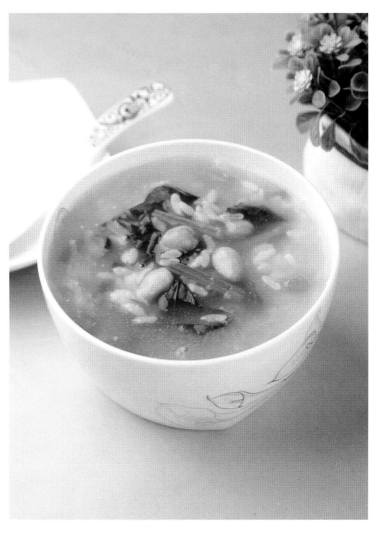

花生菠菜粥

▌烹饪时间：41分钟　　▌营养功效：益气补血

🌶 原料

原料：水发大米100克，花生米45克，菠菜35克

🍲 调料

调料：盐2克

制作指导

花生米用油炸一下再煮，味道会更香。

红豆腰果燕麦粥

┃ 烹饪时间：41分钟 ┃ 营养功效：降低血糖

🌶 原料

原料：水发红豆90克，燕麦85克，腰果40克

🍲 调料

调料：冰糖20克

🍴 做法

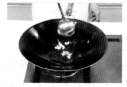
❶热锅注油，烧至四成热，倒入腰果。

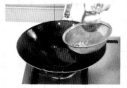
❷炸至金黄色捞出，沥干油，备用。

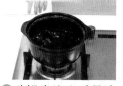
❸砂锅中注入适量清水烧开。

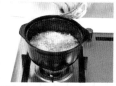
❹倒入洗净的燕麦、红豆，搅匀。

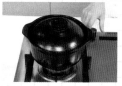
❺盖上盖，烧开后用小火煮40分钟，至食材熟透。

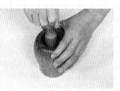
❻将腰果捣碎成末，倒出，装盘，备用。

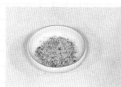
❼揭开锅盖，倒入适量冰糖，搅拌均匀，煮至冰糖溶化。

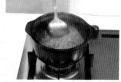
❽关火后盛出煮好的粥，装入碗中，撒上腰果即可。

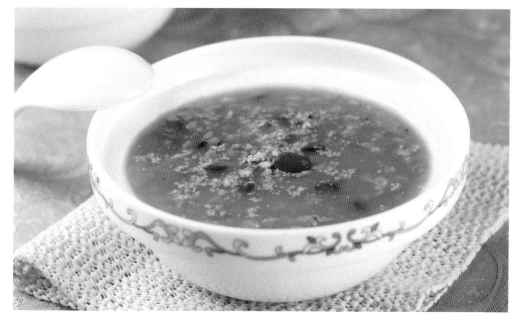

阴虚体质养生粥

阴虚体质具体有下面几点，判断一下自己在近段时间内有无以下状况：

①手脚心易发热，周身皮肤常有发热感觉，不耐受夏天的暑热。

②与常人比口唇的颜色更红，有些发暗，且易便秘或者大便干燥。

③使用电脑、看书、看电视时，还没看多久就觉得眼睛干涩、酸痛、疲劳或视物模糊的现象。

④皮肤易干燥，面部有皱纹，或者四肢皮肤经常有白色的皮肤屑积聚、脱落。

⑤情绪不稳定，容易心烦气躁，睡眠时间短，但眼睛有神，思维正常。

阴虚体质的人尽量少食温燥的食物，如花椒、茴香、桂皮、辣椒、葱、姜、蒜、韭菜、虾、荔枝、桂圆、核桃、樱桃、羊肉、狗肉等；酸甘的食物比较适合阴虚体质者食用，如石榴、葡萄、枸杞、柠檬、苹果、柑橘、香蕉、枇杷、桑葚、罗汉果、甘蔗、丝瓜、苦瓜、黄瓜、菠菜、银耳、燕窝、黑芝麻等。新鲜莲藕对阴虚内热的人非常适合，可以在夏天时候榨汁喝，补脾胃效果更好；阴虚体质者还适合吃些精细的动物优质蛋白，如新鲜的猪肉、兔肉、鸭肉、海参、淡菜等。

味甘、性凉寒平的食物是阴虚者的好伴侣，《本草纲目》中记载的下列食物，适合阴虚者选用：绿豆、豌豆、菠菜、竹笋、空心菜、冬瓜、莲藕、百合、丝瓜、番茄、胡瓜、苦瓜、紫菜、梨、柳橙、柚子、西瓜、白萝卜、椰子、豆腐、豆浆、大白菜、茭白笋等。这些食材做成粥非常适合阴虚体质者调养。

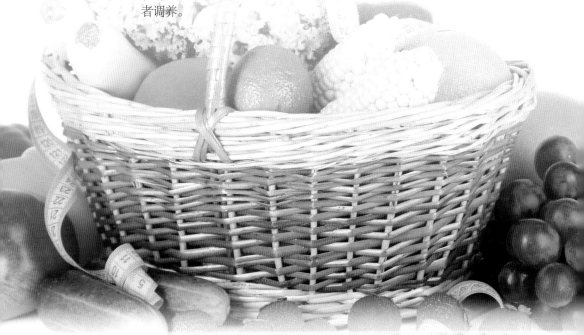

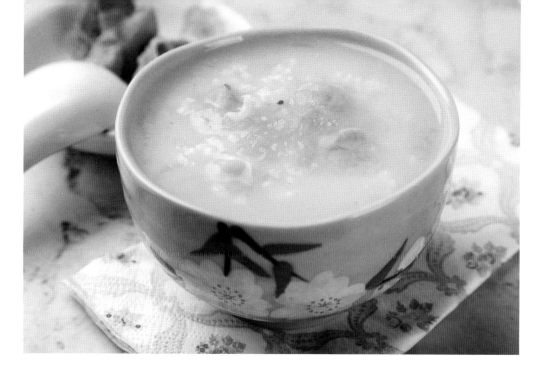

燕窝鲜贝粥

烹饪时间：43分钟 ┃ 营养功效：益气补血

🌶 原料

水发大米120克，猪骨块80克，水发干贝
30克，姜汁20毫升，水发燕窝少许

🍲 调料

盐、胡椒粉各2克，料酒少许

🍴 做法

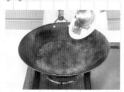

❶锅中注水烧开，淋入
少许料酒，倒入洗净
的猪骨块，汆去血水。

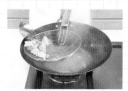

❷捞出汆煮好的猪
骨，沥干水分，装盘
待用。

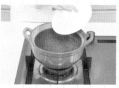

❸砂锅中注入适量清
水烧开，倒入洗净的
大米。

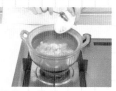

❹放入排骨、干贝、
姜汁。

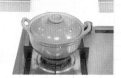

❺盖上盖，烧开后用
小火煮约40分钟。

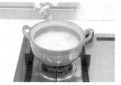

❻揭开盖，加入少许
盐、胡椒粉。

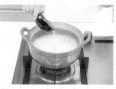

❼倒入洗好的燕窝。

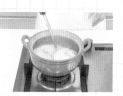

❽搅拌均匀，用大火
略煮片刻即可。

🍴 做法

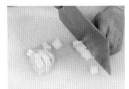

❶将洗净去皮的莲藕切厚片，再切条形，改切成丁。

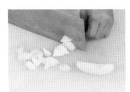

❷洗好去皮的雪梨切小瓣，去除果核，再把果肉切小块。

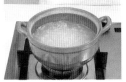

❸砂锅中注水烧开，倒入洗净的大米、薏米拌匀。

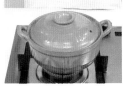

❹盖上盖，煮沸后用小火煮约30分钟，至米粒变软。

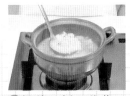

❺揭盖，倒入莲藕、雪梨拌匀，续煮至食材熟透，取下盖子，轻轻搅拌一会儿，盛出装汤碗即可。

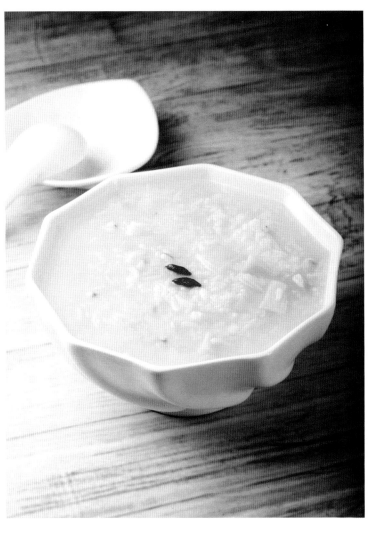

梨藕粥

▌烹饪时间：46分钟　▌营养功效：降低血压

🌶 原料

水发大米150克，雪梨100克，莲藕95克，水发薏米80克

制作指导

大米用温水泡软后再煮成粥，不仅米粒饱满，而且口感也更好。

山药知母雪梨粥

| 烹饪时间：62分钟 | 营养功效：养心润肺

🌶 原料

山药220克，雪梨200克，水发大米150克，知母10克

🍲 调料

冰糖30克

🍴 做法

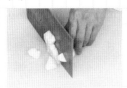

❶将洗净去皮的雪梨去核，把果肉切瓣，改切成小块。

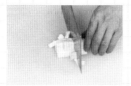

❷洗净去皮的山药切成丁，备用。

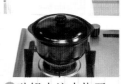

❸砂锅中注水烧开，放入知母，用小火煲煮至其析出有效成分。

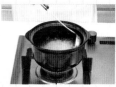

❹揭盖，拣出药材，倒入洗净的大米，搅拌匀。

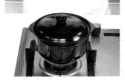

❺盖好盖，煮沸后转小火煲煮约30分钟，至米粒熟软。

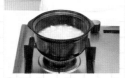

❻揭盖，倒入山药丁、雪梨块，轻轻搅拌一会儿。

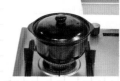

❼再盖上盖，用小火续煮约15分钟，至材料熟透。

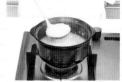

❽取下盖子，加入冰糖拌匀，煮至糖分溶化，盛出装碗即成。

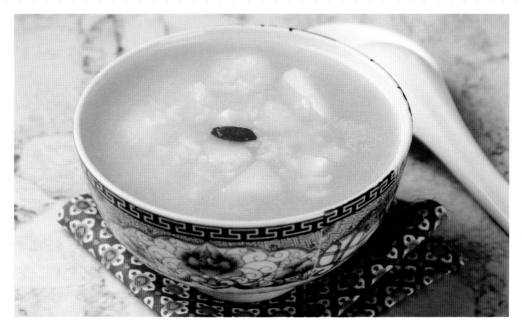

✖ 做法

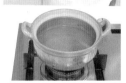

❶砂锅中注入适量清水烧热。

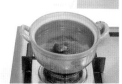

❷倒入洗净的红米，放入备好的罗汉果，拌匀。

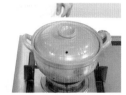

❸盖上盖，烧开后用小火煮约1小时，至食材熟透。

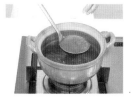

❹揭盖，拣出罗汉果，关火后盛出煮好的粥。

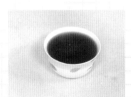

❺装入碗中，待稍微冷却后即可食用。

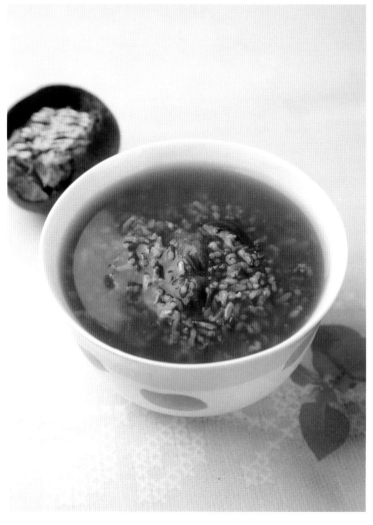

罗汉果红米粥

▌烹饪时间：61分钟 ▌营养功效：补钙

🌶 原料

水发红米120克，罗汉果少许

制作指导

罗汉果可用隔渣袋包起来，这样可以减少药渣，方便食用。

百合葛根粳米粥

| 烹饪时间：47分钟 | 营养功效：降压降糖

🌶 原料

鲜百合35克，葛根160克，水发粳米150克

🍲 调料

盐2克

🍴 做法

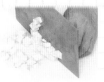

❶将洗净去皮的葛根切成小块，放在小碟子中，待用。

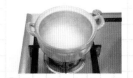

❷锅中注水烧开，倒入洗净的大米。

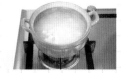

❸放入葛根块，搅拌至食材散开。

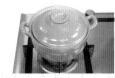

❹盖上盖，用大火烧开后转小火煮约30分钟，至米粒变软。

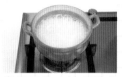

❺揭开盖，放入洗净的百合，搅拌匀。

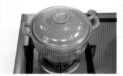

❻再盖上盖，用小火续煮约15分钟，至食材熟透。

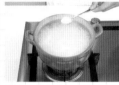

❼取下盖子，搅拌几下，加盐调味。

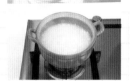

❽续煮至食材入味，关火后盛出煮好的粥，装入碗中即成。

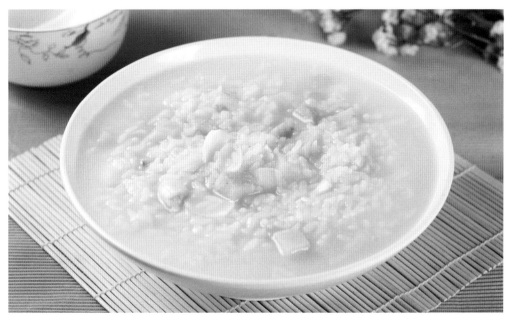

丝瓜竹叶粥

▌烹饪时间：92分钟　▌营养功效：美容养颜

🌶 原料

大米100克，薏米100克，竹叶少许，丝瓜30克

🍴 做法

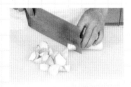

❶洗净去皮的丝瓜切滚刀块，待用。

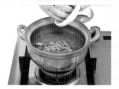

❷砂锅中注入适量清水烧热，倒入备好的竹叶。

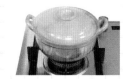

❸盖上锅盖，煮开后转小火煮30分钟至其析出有效成分。

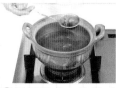

❹揭开锅盖，将竹叶捞干净。

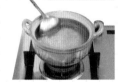

❺倒入备好的大米、薏米，搅拌均匀。

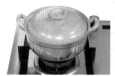

❻再盖上锅盖，煮开后转小火煮1小时至食材熟透。

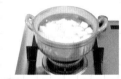

❼揭开锅盖，倒入丝瓜，略煮一会儿至其熟软。

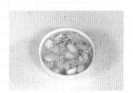

❽关火后将煮好的粥盛出装碗即可。

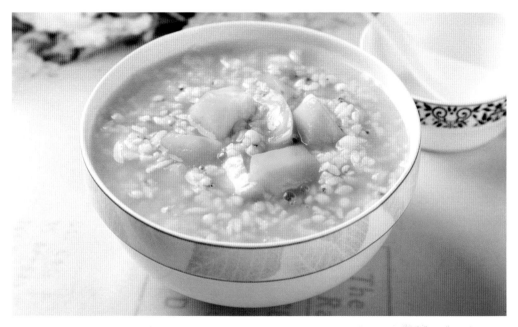

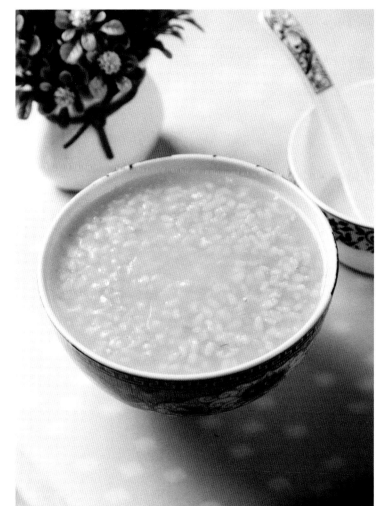

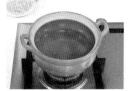

①砂锅中注入适量清水，用大火烧开。

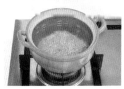

②倒入备好的糙米，搅匀。

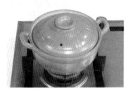

③盖上锅盖，烧开后转小火煮90分钟至食材熟软。

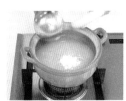

④揭开锅盖，放入备好的贝母粉。

贝母糙米粥

▍烹饪时间：92分钟　　▍营养功效：开胃消食

🌶 原料

贝母粉5克，糙米150克

制作指导
————————
贝母粉不宜煮太久，以免破坏其营养。

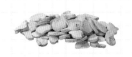

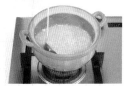

⑤搅拌均匀，将煮好的粥盛出，装入碗中即可。

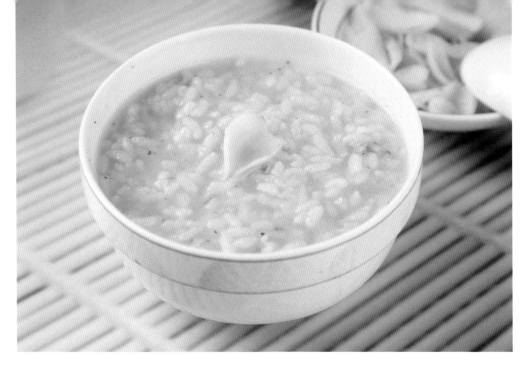

白芨沙参粥

| 烹饪时间：72分钟 | 营养功效：安神助眠

原料

水发大米150克，百合25克，白及粉10克，沙参、川贝各少许

调料

白糖适量

做法

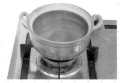

①砂锅中注入适量清水烧热。

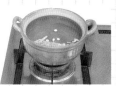

②倒入备好的沙参、川贝，放入洗净的干百合。

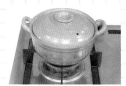

③盖上盖，烧开后用小火煮约30分钟，至药材析出有效成分。

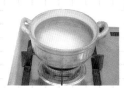

④揭盖，捞出锅中煮好的材料，倒入洗净的大米。

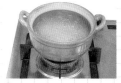

⑤放入备好的白及粉，拌匀。

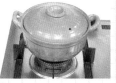

⑥盖上盖，烧开后用小火煮约40分钟，至米粒熟透。

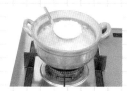

⑦揭盖，加入少许白糖，拌匀，转中火煮至溶化。

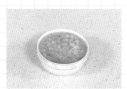

⑧关火后盛出煮好的粥，装入碗中即成。

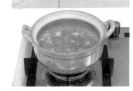

① 砂锅中注入适量清水烧开。

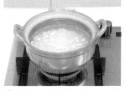

② 倒入洗好的玉米粒、大米，拌匀。

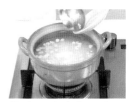

③ 放入洗净的百合，搅拌均匀。

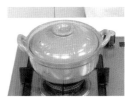

④ 盖上盖，烧开后用小火煮熟。

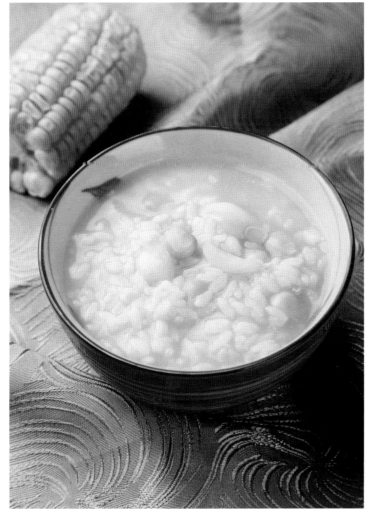

核桃百合玉米粥

▎ 烹饪时间：31分钟　▎营养功效：美容养颜

原料

水发大米160克，核桃粉25克，鲜百合50克，玉米粒90克

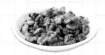

> **制作指导**
>
> 水要一次性加足，中途不宜再加水。

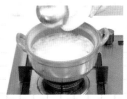

⑤ 揭盖，撒上核桃粉，拌匀，盛出煮好的粥即可。

做法

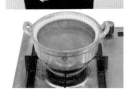
❶砂锅中注入适量清水烧热。

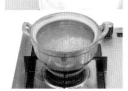
❷倒入备好的薏米、燕麦，搅拌均匀。

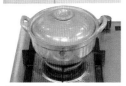
❸盖上锅盖，烧开后用小火煮约40分钟至其熟软。

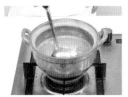
❹揭开锅盖，持续搅拌一会儿。

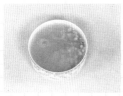
❺关火后盛出煮好的粥，装入碗中即可。

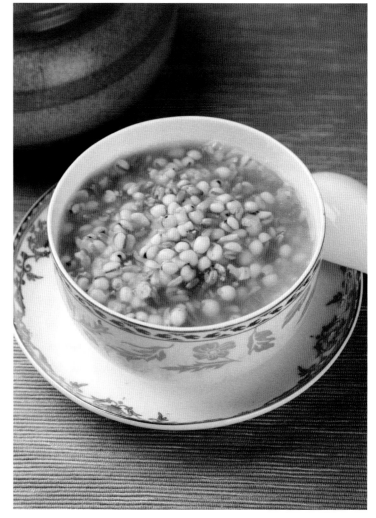

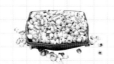 # 薏米燕麦粥

▌烹饪时间：41分钟　　▌营养功效：开胃消食

原料

原料：薏米75克，燕麦60克

制作指导

煮粥的时候火候不要太大，以免煳锅。

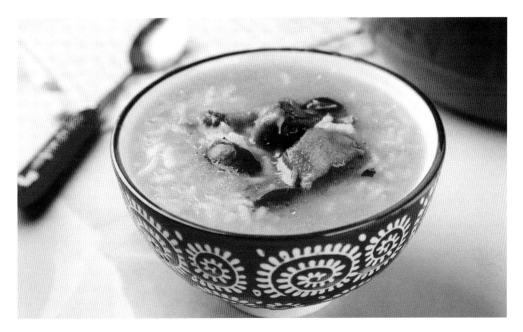

红枣乳鸽粥

▌烹饪时间：38分钟 ▌营养功效：益气补血

🌶 原料

乳鸽块270克，水发大米120克，红枣25克，姜片、葱段各少许

🍲 调料

盐1克，料酒4毫升，老抽、蚝油、食用油各适量

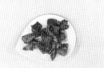

🍴 做法

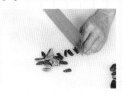

❶将洗净的红枣切开，去核，把果肉切成小块。

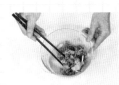

❷将乳鸽块装碗，加盐、料酒、蚝油、姜片、葱段腌渍入味。

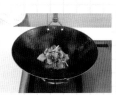

❸用油起锅，倒入腌渍好的乳鸽肉炒匀。

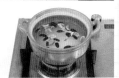

❹加入料酒、老抽，炒匀，装盘，拣去姜片、葱段，待用。

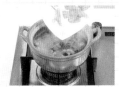

❺砂锅注水烧开，倒入大米、红枣，煮开后用小火煮10分钟。

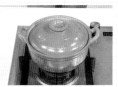

❻揭盖，倒入炒好的乳鸽，拌匀。

❼盖上盖，用中小火续煮20分钟至熟，盛出煮好的汤料即可。

阳虚体质养生粥

阳虚体质是指人体的阳气不足，人的身体出现一系列的阳虚症状。其主要特征为：畏寒怕冷，手足不温，肌肉松软不实，喜热饮食，精神不振，舌淡胖嫩，脉沉迟，易患痰饮、肿胀、泄泻等病，感邪易从寒化。此外，性格多沉静、内向，耐夏不耐冬，易感风、寒、湿邪。中年人阳虚会出现性欲减退、性冷淡或者脚跟腰腿疼痛、容易下肢肿胀等。女性可见白带偏多，清晰透明，每当受寒遇冷或者疲劳时白带就增多。

从饮食调养方面来讲，阳虚体质者要少吃或不吃生冷、冰冻的食物。如：柑橘、柚子、香蕉、西瓜、甜瓜、火龙果、马蹄、梨子、柿子、枇杷、甘蔗、苦瓜、黄瓜、丝瓜、芹菜、竹笋、海带、紫菜、绿豆、绿茶等。如果很想吃，也要量少，搭配些温热食物；夏季一定不要吃冷饮和冰镇饮料，白开水就是最解渴的；尽量减少盐的摄入量；适量多吃一些性味温热的食物，如荔枝、榴莲、龙眼、板栗、核桃、大枣、生姜、韭菜、南瓜、胡萝卜、山药、羊肉、狗肉、鹿肉、鸡肉等；适当调整烹调方式，少吃凉拌、煎炸食物，最好选择焖、蒸、炖、煮的烹调方法。

另外，阳虚体质者可多吃一些温热之性的药材，如鹿茸、杜仲、肉苁蓉、淫羊藿、锁阳等。阳虚体质者可以选择适合的药材煲成粥汤饮用，会有一定的滋补效果。

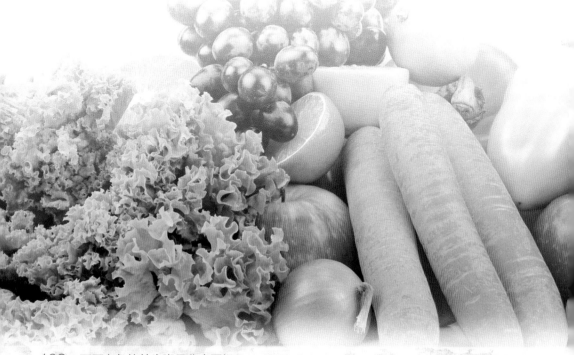

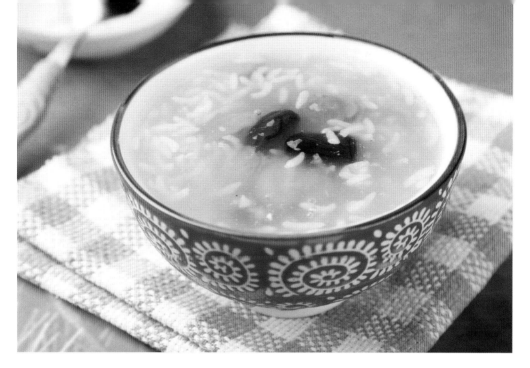

桂圆红枣藕粉粥

▌烹饪时间：36分钟　▌营养功效：安神助眠

🌶 **原料**

水发糯米60克，藕粉55克，红枣、桂圆肉各少许

🍲 **调料**

冰糖30克

🍴 **做法**

❶把藕粉装入碗中，加入少许清水，搅匀，待用。

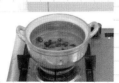

❷砂锅中注入适量清水烧热，倒入桂圆肉、红枣。

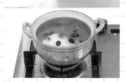

❸再倒入洗好的糯米，搅匀。

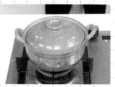

❹盖上锅盖，烧开后用小火煮约35分钟至其熟软。

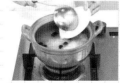

❺揭开盖，倒入冰糖搅匀，煮至溶化。

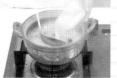

❻倒入藕粉搅匀，使汤汁更浓稠，盛出装碗即可。

制作指导

糯米不易消化，因此可以煮得烂一点。

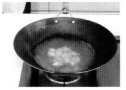

① 锅中注水烧开，倒入洗好的生蚝，略煮一会儿，捞出备用。

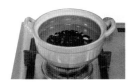

② 砂锅中注水，放入洗好的黑豆。

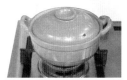

③ 盖上盖，先用大火煮开，再转小火煮20分钟。

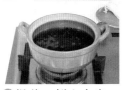

④ 揭盖，倒入大米，再盖上盖，煮40分钟至大米熟软。

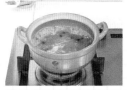

⑤ 揭盖，放入生蚝、姜丝，续煮至食材熟透，加盐、芝麻油拌匀，盛出装入碗中，撒上葱花即可。

🍴 做法

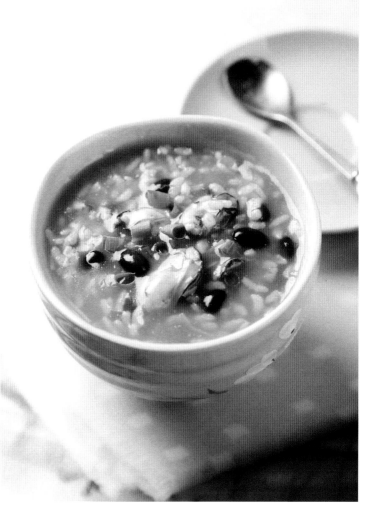

黑豆生蚝粥

| 烹饪时间：82分钟 | 营养功效：益气补血

🌶 原料

水发黑豆80克，生蚝150克，水发大米200克，姜丝、葱花各少许

🍲 调料

盐2克，芝麻油适量

制作指导
————
汆煮生蚝时加少许料酒，可以去除腥味。

白果莲子乌鸡粥

▍烹饪时间：46分钟　▍营养功效：键脾止泻

🌶 原料

水发糯米120克，白果25克，水发莲子50克，乌鸡块200克

🍲 调料

盐、鸡粉各2克，料酒5毫升

🍴 做法

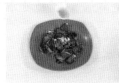

①将乌鸡块装入盘中，加入少许盐、鸡粉、料酒。

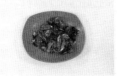

②拌匀，腌渍约10分钟，至其入味。

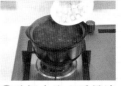

③砂锅中注入适量清水烧开，倒入洗好的白果、莲子。

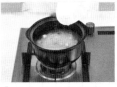

④放入洗净的糯米，拌匀。

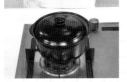

⑤盖上盖，烧开后用小火煮约30分钟。

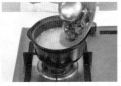

⑥揭开盖，倒入乌鸡块，拌匀。

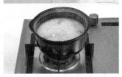

⑦再盖上盖，用中小火煮至食材熟透，加入适量盐、鸡粉。

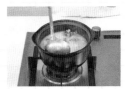

⑧拌匀，煮至食材入味，盛出煮好的粥，装入碗中即可。

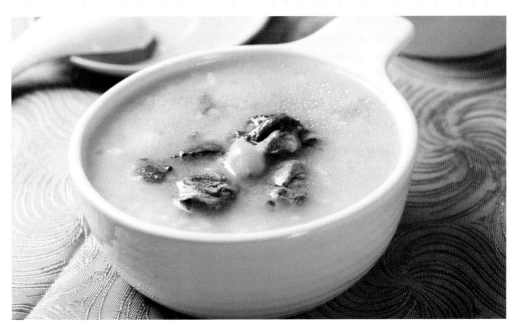

做法

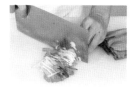

❶洗净的上海青切细丝；将熟鸡胸肉撕成丝，待用。

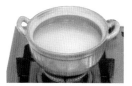

❷砂锅中注水烧热，倒入洗净的大米，撒上干贝碎，拌匀。

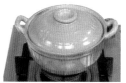

❸盖上盖，烧开后用小火煮约30分钟，至米粒变软。

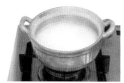

❹揭盖，倒入鸡肉丝，煮至食材熟透，加盐、鸡粉调味。

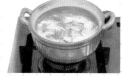

❺倒入上海青拌匀，煮至断生，盛出煮好的粥，装碗即成。

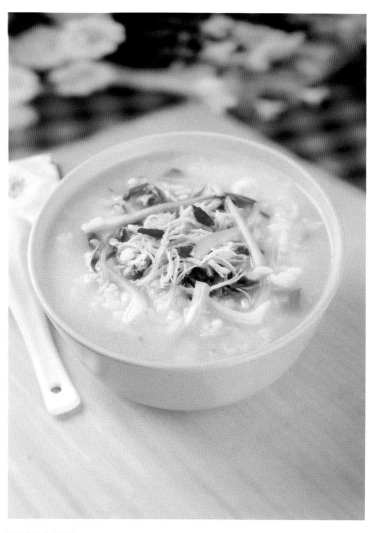

上海青鸡丝干贝粥

▌烹饪时间：42分钟　　▌营养功效：美容养颜

🌶 原料

水发大米220克，熟鸡胸肉50克，上海青45克，干贝碎30克

🍲 调料

盐2克，鸡粉少许

制作指导

干贝可碾得碎一些，这样更易煮熟透。

白果猪腰粥

| 烹饪时间：32分钟 | 营养功效：开胃消食

🌶 原料

猪腰150克，水发大米120克，白果40克，姜片、葱花各少许

🍲 调料

鸡粉2克，盐2克，料酒适量

🍴 做法

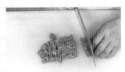
❶洗净的猪腰切开，去除筋膜，切成条，再切成丁。

❷将切好的猪腰放入碗中，加入少许鸡粉、盐，料酒。

❸搅拌均匀，腌渍10分钟，备用。

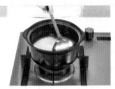
❹砂锅中注入适量清水烧开，倒入洗净的大米，拌匀。

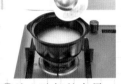
❺放入洗好的白果，搅拌均匀。

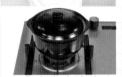
❻盖上锅盖，煮开后转小火，煮30分钟至大米熟软。

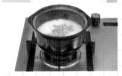
❼揭开锅盖，放入姜片，倒入猪腰拌匀，调至大火，煮1分钟。

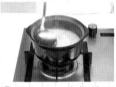
❽撒上盐、鸡粉拌至食材入味，盛出装碗，撒上葱花即可。

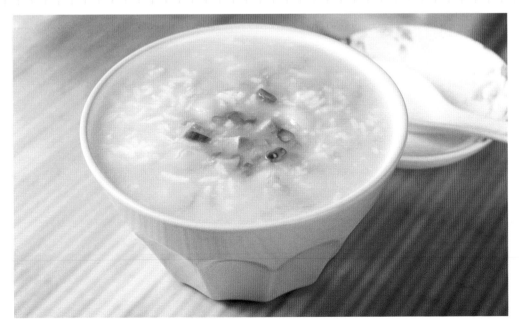

草鱼干贝粥

| 烹饪时间：52分钟 | 营养功效：益气补血

 原料

大米200克，草鱼肉100克，水发干贝10克，姜片、葱花各少许

🍲 调料

盐2克，鸡粉3克，水淀粉适量

🍴 做法

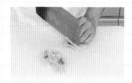

❶处理好的草鱼肉切薄片。

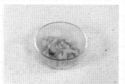

❷放入碗中，加盐、水淀粉，腌渍10分钟至其入味，备用。

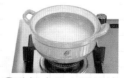

❸砂锅中注入适量清水烧开，倒入洗好的大米，拌匀。

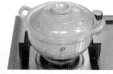

❹盖上盖，先用大火煮开，再转小火煮20分钟。

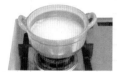

❺揭盖，倒入备好的干贝、姜片。

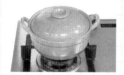

❻再盖上盖，续煮30分钟。

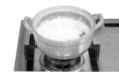

❼揭盖，放入腌好的草鱼肉。

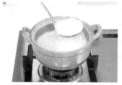

❽加盐、鸡粉拌匀，略煮片刻，盛出装碗，撒上葱花即可。

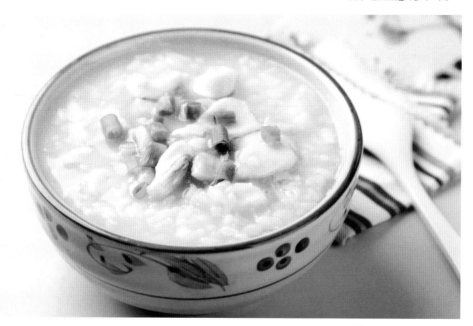

做法

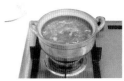

❶砂锅中注入适量清水，用大火烧热。

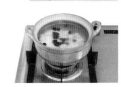

❷倒入板栗、大米、桂圆肉，搅匀。

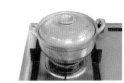

❸盖上锅盖，煮开后转小火煮40分钟至食材熟透。

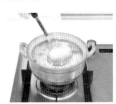

❹揭开锅盖，用锅勺搅拌均匀。

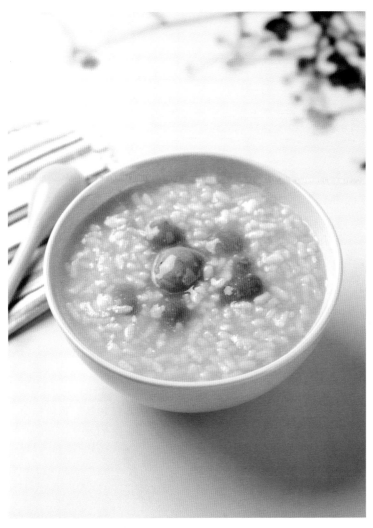

板栗桂圆粥

❘烹饪时间：42分钟 ❘营养功效：开胃消食

原料

板栗肉50克，桂圆肉15克，大米250克

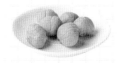

制作指导

将板栗放在热水中泡1～2小时，能更轻松地去除表皮。

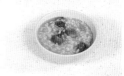

❺关火后将煮好的粥盛入碗中即可。

牛肉萝卜粥

┃ 烹饪时间：41分钟 ┃ 营养功效：美容养颜

🌶 原料

牛肉75克，白萝卜120克，胡萝卜70克，水发大米95克，姜片、葱花各少许

🍲 调料

盐2克，鸡粉2克

✂ 做法

❶洗净去皮的胡萝卜切厚片，再切条形，改切成丁。

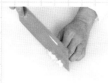

❷洗好去皮的白萝卜切片，再切条形，改切成丁。

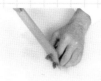

❸洗好的牛肉切条形，改切成小块，用刀轻轻剁几下。

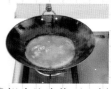

❹锅中注水烧开，倒入牛肉，搅匀，汆去血水，捞出待用。

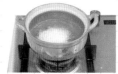

❺锅中注入适量清水烧开，倒入牛肉、大米，搅拌均匀。

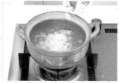

❻放入胡萝卜、白萝卜，撒上少许姜片。

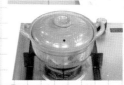

❼盖上锅盖，烧开后用小火煮约40分钟至食材熟软。

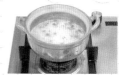

❽揭开锅盖，加盐、鸡粉调味，盛出装碗，撒上葱花即可。

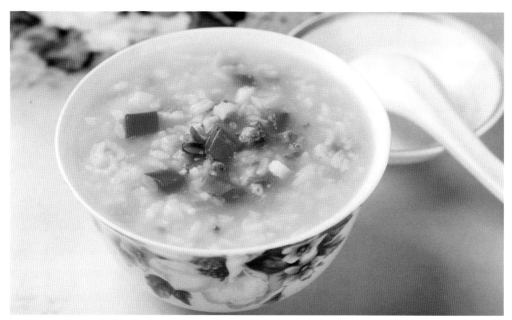

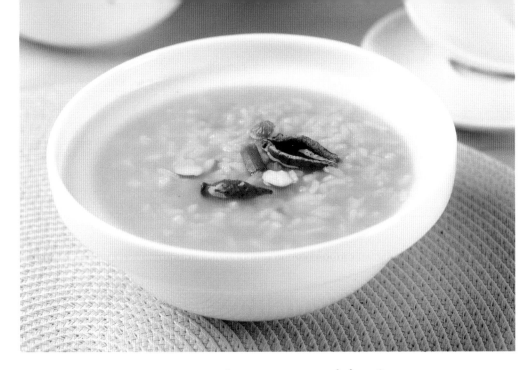

金樱子芡实粥

❙ 烹饪时间：61分钟 ❙ 适应人群：保肝护肾

🥒 **原料**

原料：金樱子8克，芡实20克，水发大米180克

🍲 **调料**

调料：盐2克

🍴 **做法**

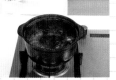

①砂锅中注入适量清水烧开。

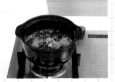

②倒入洗净的金樱子、芡实。

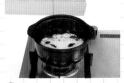

③放入洗好的大米，搅拌匀。

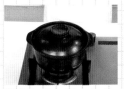

④盖上盖，用小火煮1小时，至食材熟透。

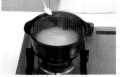

⑤揭开盖子，加入少许盐。

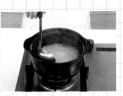

⑥搅拌均匀，使粥味道均匀即可。

制作指导

芡实比较难熟，在熬煮前可用水泡一晚再熬煮。

气虚体质养生粥

气虚体质是指由于一身之气不足，以气息低弱、脏腑功能状态低下为主要特征的体质状态。气虚体质者身体生理功能处于不良状态，体力和精力都明显感到缺乏，稍微活动一下或工作、运动就有疲劳及不适的感觉。气虚体质饮食应以培补元气为原则，常食补气、补虚、滋养脏腑的食物。进补的同时，要循序渐进，不能一开始就"大补"。气虚体质的具体表现有以下几点，判断下自己在近一段时间内是否有以下症状：

①总是看上去很疲倦，很容易出现呼吸短促现象，有心慌现象。

②比平常人更容易感冒，而且经常会头晕，头胀，或站起时容易眩晕。

③说话声音很低，喜欢安静，稍微活动后，就感觉很累，容易出虚汗。

④总是闷闷不乐，情绪不畅，爱生闷气，面部还容易有色斑沉淀，颜色较浅，成块状，额头、口唇周围也易出现此种现象。

⑤记忆力差、遇事易忘的现象，如钥匙明明在家里又跑回单位去拿，或者手里的东西一放，就忘记放哪里了，或者学习效率下降，对文字理解能力下降等。

气虚体质者宜吃性平偏温的、具有补益作用的药材和食材。比如中药有人参、西洋参、党参、太子参、山药等。果品类有大枣、葡萄干、苹果、龙眼肉、橙子等。蔬菜类有白扁豆、红薯、淮山、莲子、白果、芡实、南瓜、包心菜、胡萝卜、土豆、香菇等。肉食类有鸡肉、猪肚、牛肉、羊肉、鹌鹑、鹌鹑蛋等。水产类有淡水鱼、泥鳅、黄鳝等。调味料有麦芽糖、蜂蜜等。谷物类有糯米、小米、黄豆制品等。

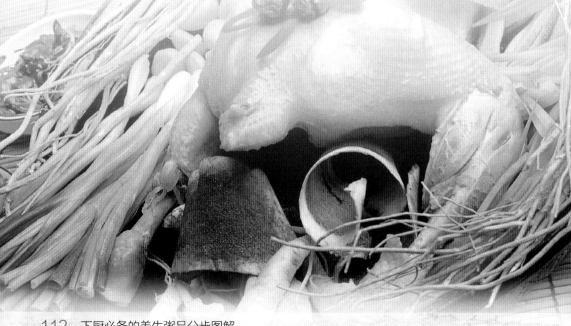

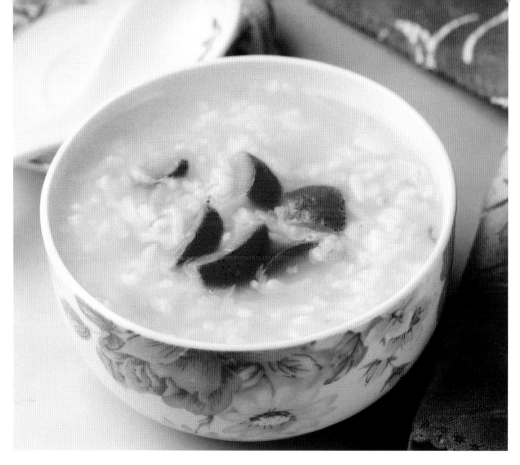

人参山楂粥

| 烹饪时间：31分钟 | 营养功效：开胃消食

🌶 原料

水发大米150克，山楂60克，人参片10克

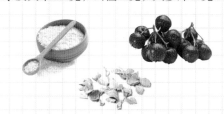

🍴 做法

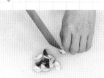

❶洗净的山楂切开，去核，切成小块。

❷砂锅中注入适量清水烧开，放入备好的山楂、人参片。

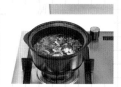

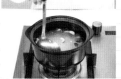

❸再倒入洗好的大米，搅拌均匀。

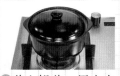

❹盖上锅盖，用小火煮至其熟透。

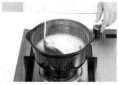

❺揭开锅盖，搅拌一会儿。

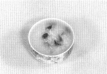

❻盛出煮好的粥，装入碗中即可。

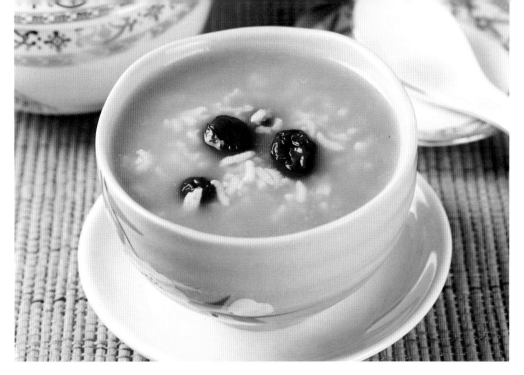

益气养血粥

烹饪时间：52分钟 | **营养功效：益气补血**

 原料

水发大米95克，红枣15克，当归、黄芪、白芍各少许

调料

红糖20克

做法

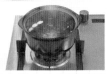

❶砂锅中注入适量清水烧开，倒入备好的当归、黄芪、白芍。

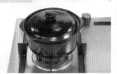

❷盖上盖，烧开后用中小火煲至药材析出有效成分。

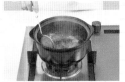

❸揭开盖，捞出煮好的药材。

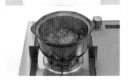

❹倒入洗好的红枣。

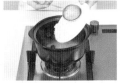

❺放入洗净的大米，轻轻搅拌匀。

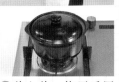

❻盖上盖，烧开后用小火煮约30分钟。

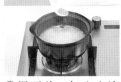

❼揭开盖，加入少许红糖。

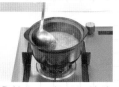

❽拌匀，煮至红糖溶化，盛出煮好的粥，装入碗中即可。

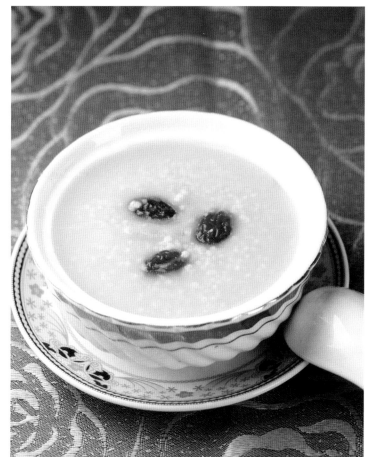

党参红枣小米粥

▎烹饪时间：32分钟　　▎营养功效：开胃消食

🌶 **原料**

水发小米120克，红枣25克，党参15克

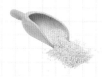

制作指导

将小米多煮一会儿，其养胃功效更佳。

🍴 **做法**

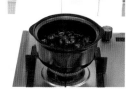

❶砂锅中注入适量清水烧开。

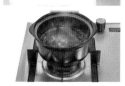

❷倒入备好的红枣、党参。

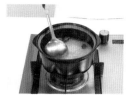

❸再加入洗好的小米，搅拌片刻。

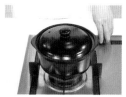

❹盖上锅盖，用小火煮30分钟至其熟透。

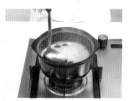

❺揭开锅盖，持续搅拌一会儿，将煮好的粥盛出，装碗即可。

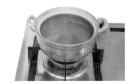 做法

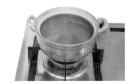

① 砂锅中注入适量清水烧热。

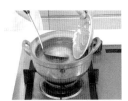

② 倒入备好的党参、大米，搅拌均匀。

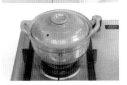

③ 盖上盖，烧开后用小火煮约40分钟，至食材熟透。

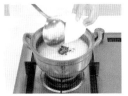

④ 揭开盖，搅拌几下，加入红糖。

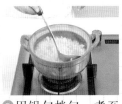

⑤ 用锅勺拌匀，煮至红糖溶化，盛出煮好的粥即可。

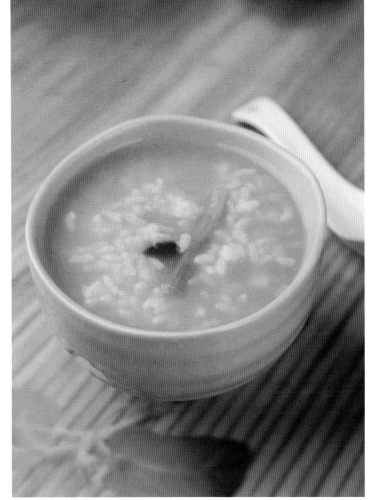

党参粥

▌烹饪时间：43分钟　▌营养功效：益气补血

原料

水发大米120克，党参15克

调料

红糖20克

制作指导

煮粥时应多搅拌几次，以免煳锅。

糙米糯米胡萝卜粥

| 烹饪时间：3分30秒 | 营养功效：增强免疫

🌶 **原料**

糙米、粳米、糯米各60克，胡萝卜100克

🍲 **调料**

盐少许

🍴 **做法**

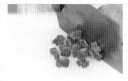

❶将去皮洗净的胡萝卜对半切开，切条，改切成丁。

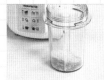

❷取榨汁机，选择干磨刀座组合，倒入糙米、糯米、粳米。

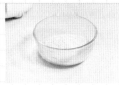

❸扣在榨汁机上，将糙米、糯米和粳米磨成米碎，倒出备用。

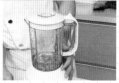

❹选择搅拌刀座组合，杯中放入胡萝卜丁，倒入清水。

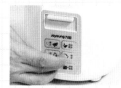

❺选择"搅拌"功能榨取胡萝卜汁，倒入碗中，备用。

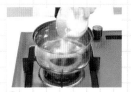

❻把胡萝卜汁倒入汤锅中，加入米碎。

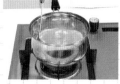

❼搅拌匀，用小火煮沸，继续搅拌1分30秒，煮成米糊。

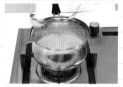

❽放入少许盐拌匀至完全入味，盛入碗中即可。

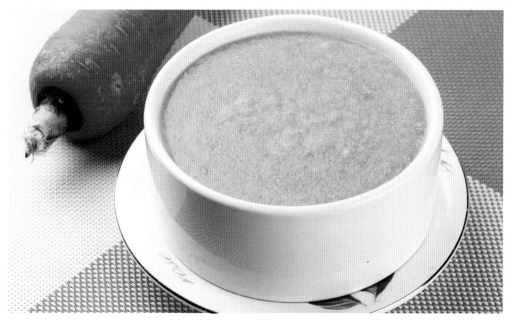

小米黄豆粥

┃烹饪时间：32分钟 ┃营养功效：降压降糖

🌶 原料

小米50克，水发黄豆80克，葱花少许

🍲 调料

盐2克

🍴 做法

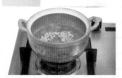

❶砂锅中注入适量清水，烧开，倒入洗净的黄豆。

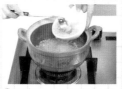

❷再加入已泡发好的小米。

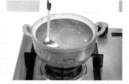

❸用锅勺将锅中食材搅拌均匀。

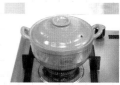

❹盖上盖，转大火烧开，调小火煮30分钟至小米熟软。

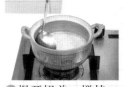

❺揭开锅盖，搅拌一会儿，以免粘锅。

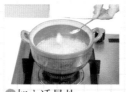

❻加入适量盐。

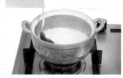

❼快速拌匀至入味。

❽盛出做好的小米黄豆粥，装入碗中，再放上适量葱花即可。

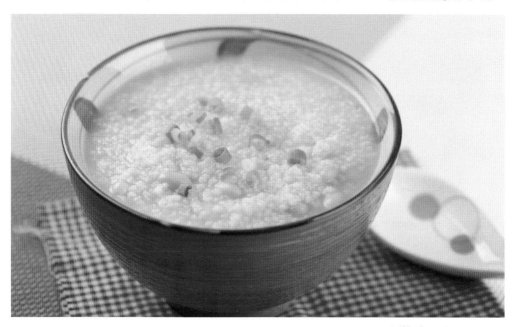

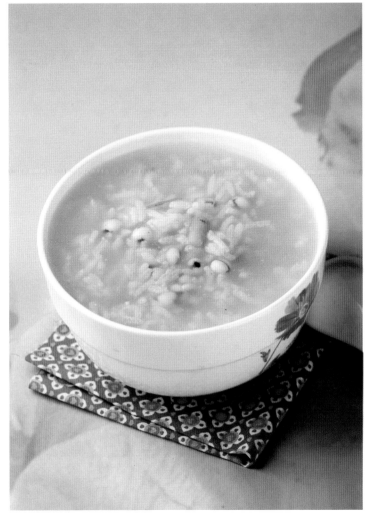

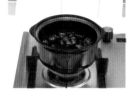

❶ 砂锅中注入适量清水烧开。

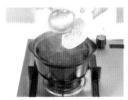

❷ 放入洗净的党参、薏米。

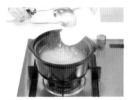

❸ 倒入大米，轻轻搅拌匀。

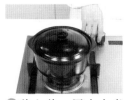

❹ 盖上盖，用小火煮至食材熟透。

薏米党参粥

 烹饪时间：41分钟　｜营养功效：防癌抗癌

🌶 原料

薏米40克，党参15克，水发大米150克

制作指导

煮粥时宜先用大火煮至沸腾，再改成小火慢慢熬煮。

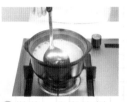

❺ 揭盖，略煮片刻，至粥浓稠，盛出煮好的粥，装碗即可。

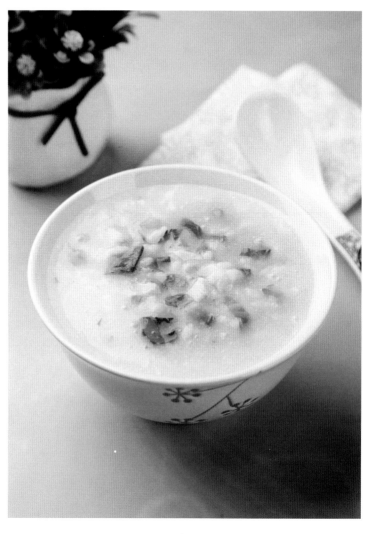

做法

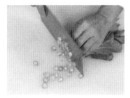

❶洗净的菜心切碎；熟牛肚切粗丝，再切成丁，备用。

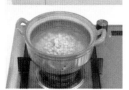

❷砂锅中注入适量清水烧开，倒入备好的大米、牛肚，拌匀。

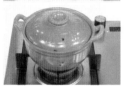

❸盖上盖，烧开后用小火煮约30分钟至食材熟透。

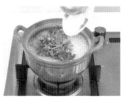

❹揭开盖，倒入切好的菜心，拌匀，煮至变软。

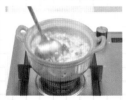

❺加盐拌匀，煮至食材入味，关火后盛出煮好的菜心粥即可。

牛肚菜心粥

▌烹饪时间：33分钟　　▌营养功效：增强免疫

原料

熟牛肚85克，菜心120克，水发大米140克

调料

盐2克

制作指导

菜心煮至断生后即可盛出，以免影响口感。

山药黄芪党参粥

┃烹饪时间：62分钟 ┃营养功效：开胃消食

🍲 原料

山药丁180克，水发大米150克，黄芪、党参各15克

🍲 调料

盐2克

🍴 做法

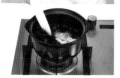

❶砂锅中注入适量清水烧开，放入备好的黄芪、党参。

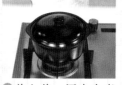

❷盖上盖，用小火煮约20分钟。

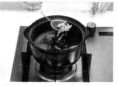

❸揭盖，用漏勺捞出药材。

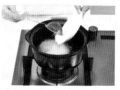

❹放入洗好的大米，搅拌匀。

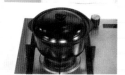

❺再盖上盖，用小火煮约30分钟。

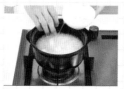

❻揭开盖，放入山药丁，搅拌匀。

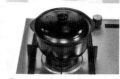

❼盖上盖，煮约10分钟至食材熟透。

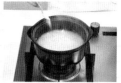

❽揭盖，放盐拌匀调味，盛出煮好的粥，装入碗中即可。

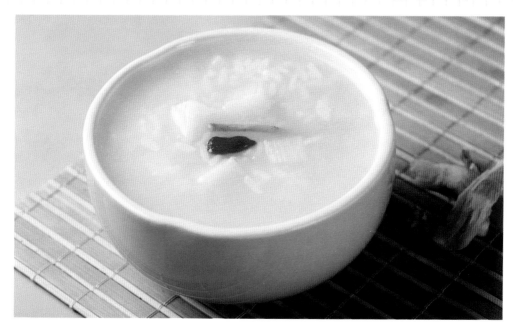

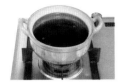

做法

① 砂锅中注入适量清水烧热，倒入洗净的红豆、黑米。

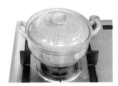

② 盖上盖，大火烧开后改用小火煮约60分钟，至食材熟透。

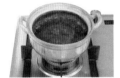

③ 揭盖，倒入椰奶拌匀，用大火略煮，至其散出椰奶的香味。

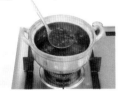

④ 再撒上适量的冰糖，搅拌匀，煮至糖分溶化。

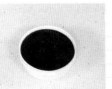

⑤ 关火后盛出煮好的红豆粥，装在小碗中即成。

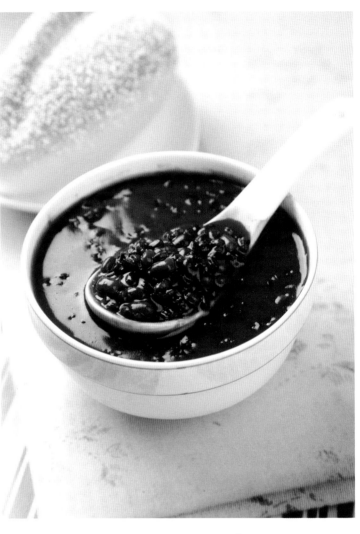

椰汁黑米红豆粥

▌烹饪时间：62分钟　　▌营养功效：益气补血

原料

水发黑米180克，水发红豆120克，椰奶75毫升

调料

冰糖15克

制作指导

煮椰奶的时间不宜太长，以免降低椰奶的营养价值。

糯米红薯粥

烹饪时间：4分钟 ┃ 营养功效：开胃消食

🌶 原料

原料：水发红豆90克，糯米65克，板栗肉85克，红薯100克

🍲 调料

调料：白糖7克

🍴 做法

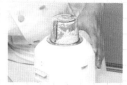
①取榨汁机，将糯米磨成糯米粉，放在小碗中，待用。

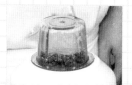
②把红豆倒入榨汁机，扣紧盖子，磨成红豆末，放在另一个碗中，待用。

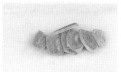
③将去皮洗净的红薯切片，板栗肉切块，放在蒸盘中，待用。

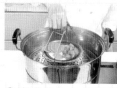
④将蒸盘放入蒸锅蒸至食材熟软，取出，用刀切碎，剁成末。

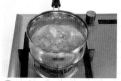
⑤汤锅中注水烧热，倒入糯米粉搅散，煮沸，倒入红豆粉，搅拌至米粉变稠。

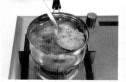
⑥撒上板栗丁，拌至其沉入米糊中。

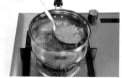
⑦倒入切成末的红薯拌匀，再用中火续煮一会，制成米糊。

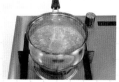
⑧撒上少许白糖，搅拌匀，再煮片刻至糖分完全溶化即可。

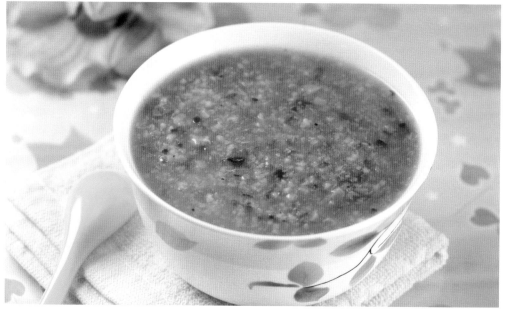

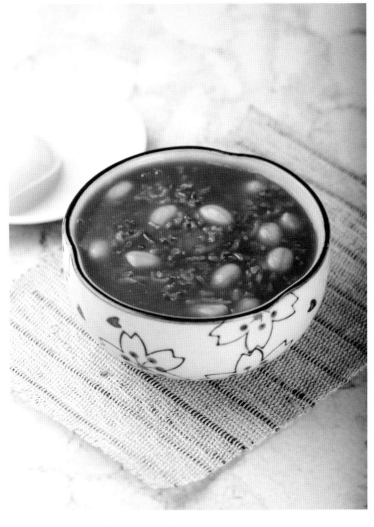

✖ 做法

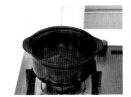

❶砂锅中注水烧开，放入洗净的红米，轻轻搅拌一会儿。

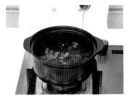

❷再倒入洗好的花生米，搅拌匀。

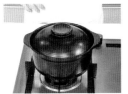

❸盖上盖，煮沸后用小火煮约60分钟，至米粒熟透。

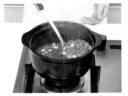

❹揭盖，放入备好的冰糖，搅拌匀。

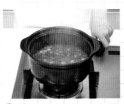

❺转中火续煮至冰糖溶化，盛入汤碗中，待稍冷后即可食用。

花生红米粥

▌烹饪时间：62分钟 ▌营养功效：益气补血

🌶 原料

水发花生米100克，水发红米200克，葱花少许

🍲 调料

冰糖20克

制作指导

此粥的药用较强，放入的冰糖不宜太多，以免降低其补益价值。

补气益血药膳粥

| 烹饪时间：52分钟 | 营养功效：益气补血

原料

红枣25克，白参15克，党参15克，黄芪15克，桂圆肉20克，水发大米150克

调料

盐2克

做法

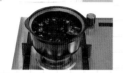
①砂锅中注入适量清水烧开。

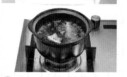
②放入洗净的党参、黄芪。

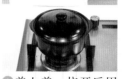
③盖上盖，烧开后用小火煮约20分钟，至其析出有效成分。

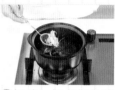
④揭盖，把煮好的药材捞出。

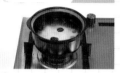
⑤倒入备好的红枣、桂圆、白参、大米，拌匀。

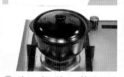
⑥盖上锅盖，烧开后用小火煮约30分钟至食材熟透。

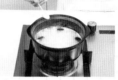
⑦揭开锅盖，加入少许盐。

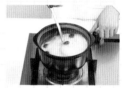
⑧搅拌匀，至粥入味，关火后盛出煮好的粥即可。

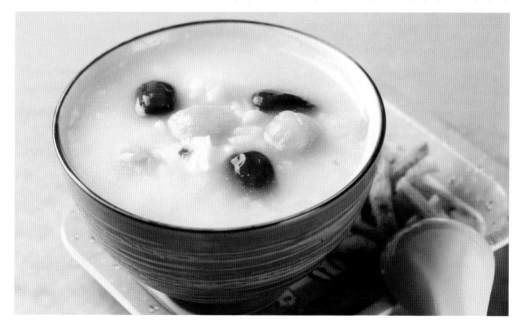

血瘀体质养生粥

血瘀体质是以体内血液运行不畅或瘀血内阻为主要特征的体质状态。"通则不痛，痛则不通"，血瘀体质者常有瘀斑、疼痛的症状，易患出血、卒中、心脑血管等疾病。因此，饮食应以活血祛瘀、舒利通络为原则，多食活血养血、化瘀散结、疏通经络、养阴理气的食物。判断血瘀体质，可看自己在近一段时间内是否有以下症状：

①皮肤会偶然的出现青紫瘀斑，也就是人们常说的"鬼拧青"；②面色灰暗，无光泽，身体还经常会无缘无故地出现疼痛现象；③与一般人相比，口唇的颜色是否更红，或者唇色偏暗；④经常会有牙龈出血现象，头发干枯，容易脱落；⑤经常莫名地心烦，很容易出现记忆力差，健忘等。

血瘀体质的人多吃些活血化瘀的食物，山楂、红糖、玫瑰、韭菜、洋葱、大蒜、桂皮、生姜等适合血瘀体质冬季或阳虚间夹血瘀体质吃；生藕、黑木耳、竹笋、紫皮茄子、魔芋等，适合血瘀体质人夏天食用。适合血瘀体质的人食用的海产品如螃蟹、海参。桃仁、油菜、黑大豆具有活血祛瘀作用；黑木耳能清除血管壁上的瘀积；适量的红葡萄酒能扩张血管，改善血液循环；山楂或米醋，能降低血脂、血黏度。血瘀体质者养生重在活血祛瘀，补气行气。调养血瘀体质的首选中药是丹参，丹参是著名的活血化瘀中药，有促进血液循环，扩张冠状动脉，增加血流量，防止血小板凝结，保护心肌缺血的功效。另外，桃仁、红花、当归、田七、川芎和益母草等中药对于血瘀体质者也有很好的活血化瘀功效。

气滞血瘀体质应少吃盐和味精，避免血黏度增高，加重血瘀的程度。不宜吃红薯、芋艿、蚕豆、栗子、生萝卜等容易胀气的食物；不宜多吃肥肉、奶油、鳗鱼、蟹黄、蛋黄、巧克力、油炸食品等，防止血脂增高，阻塞血管，影响气血运行；不宜吃冷饮，避免影响气血运行。

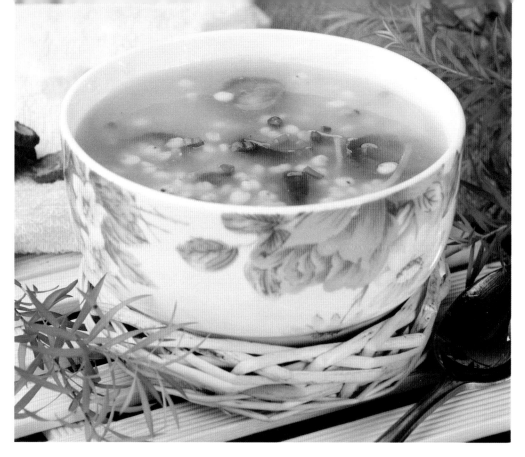

山楂高粱粥

| 烹饪时间：42分钟 | 营养功效：开胃消食

🥄 原料

水发高粱米200克，山楂片15克，姜丝、
葱花各少许

🍲 调料

盐、鸡粉各2克

🍴 做法

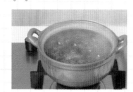

❶砂锅中注入适量清
水，用大火烧开。

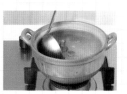

❷倒入备好的高粱
米、山楂片，拌匀。

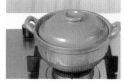

❸盖上盖，烧开后用
小火煮40分钟。

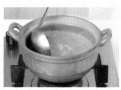

❹揭盖，放入姜丝、
盐、鸡粉、葱花，搅
拌匀。

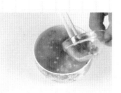

❺关火后盛出煮好的
粥，装入碗中，撒上
葱花。

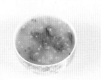

❻待稍微放凉后即可
食用。

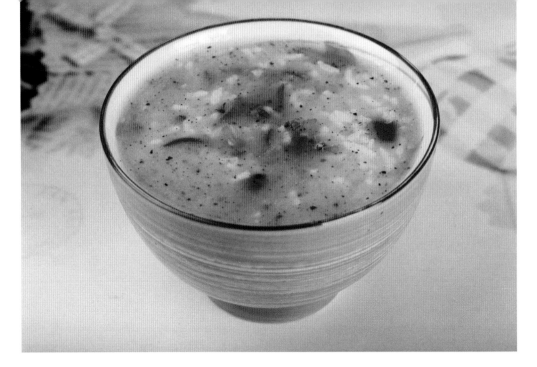

山楂莱菔子粥

烹饪时间：32分钟　｜　营养功效：防癌抗癌

🌶 原料

水发大米120克，山楂80克，莱菔子7克

🍲 调料

盐2克

🍴 做法

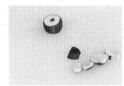

❶将洗净的山楂去除头尾，再切开，去除核，改切成小块。

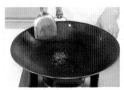

❷炒锅置火上，烧干水分，倒入洗好的莱菔子。

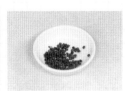

❸用中小火快速翻炒至表皮裂开，关火后盛出，待用。

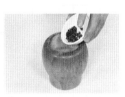

❹取来杵臼，倒入莱菔子，研磨至粉末状，装入小碗中。

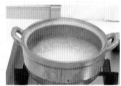

❺砂锅中注入适量清水烧开，倒入洗净的大米，搅拌匀。

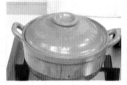

❻盖上盖，烧开后用小火煮约30分钟，至米粒变软。

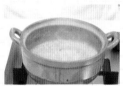

❼揭盖，放入山楂拌匀，再撒上莱菔子粉末，快速搅匀。

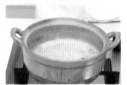

❽加入盐调味，转中火续煮至食材熟软，盛出装碗即成。

做法

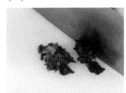

❶ 洗好的木耳切成小块；洗净的山楂切成小块，备用。

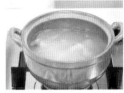

❷ 砂锅中注水烧开，倒入大米，加入洗净的排骨，拌匀。

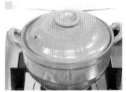

❸ 淋入适量料酒，搅拌片刻，煮至沸腾。

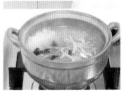

❹ 揭开盖子，倒入木耳、山楂、黄花菜，煮至食材熟透。

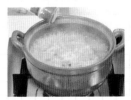

❺ 揭盖，放盐、鸡粉、胡椒粉调味，盛入碗中，撒上葱花即可。

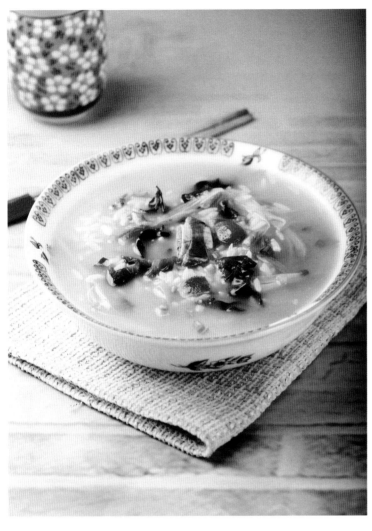

木耳山楂排骨粥

| 烹饪时间：32分钟　| 营养功效：降低血脂

 原料

水发木耳40克，排骨300克，山楂90克，水发大米150克，水发黄花菜80克，葱花少许

调料

料酒8毫升，盐2克，鸡粉2克，胡椒粉少许

制作指导

排骨煮一会儿后会有浮沫，将其撇去后口感会更好。

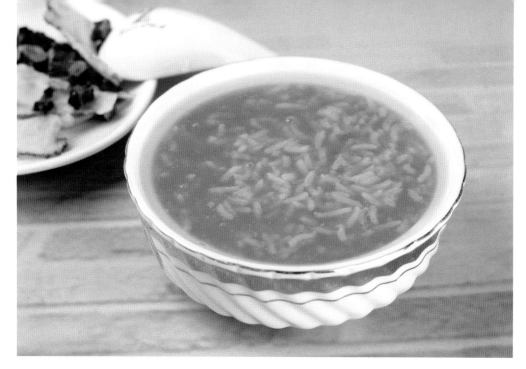

当归丹参粥

| 烹饪时间：31分30秒 | 营养功效：降低血压

原料

当归8克，丹参10克，水发大米160克

调料

红糖25克

做法

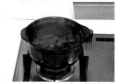
①砂锅中注入适量清水烧开。

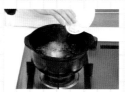
②倒入洗净的当归、丹参。

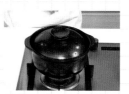
③盖上盖子，用小火煮15分钟，至其析出有效成分。

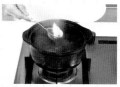
④揭盖，把药材及杂质捞出。

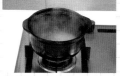
⑤倒入洗净的大米，搅拌均匀。

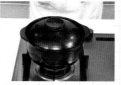
⑥盖上盖子，烧开后用小火煮30分钟，至大米熟透。

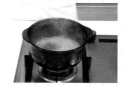
⑦揭盖，放入红糖，搅拌匀，煮至溶化。

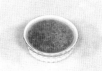
⑧关火后将煮好的粥盛出，装碗即可。

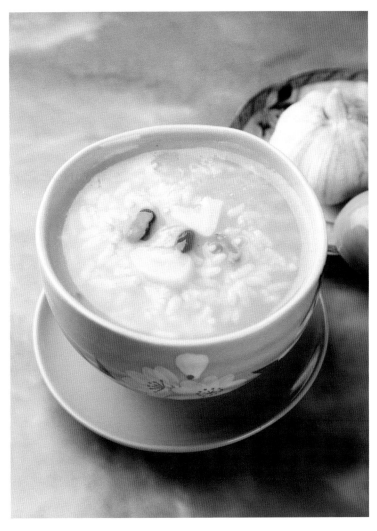

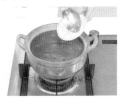

❶砂锅中注水烧热，倒入蒜片、延胡素，拌匀，略煮一会儿。

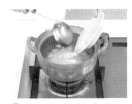

❷放入洗好的大米，搅拌匀。

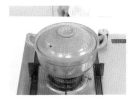

❸盖上盖，烧开后用小火煮约35分钟至大米熟透。

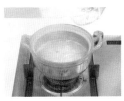

❹揭开盖，加入白糖，搅拌匀，煮至白糖溶化。

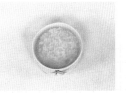

❺盛出煮好的粥，装碗即可。

延胡索蒜粥

▌烹饪时间：35分钟　▌营养功效：增强免疫

原料

水发大米85克，延胡素、蒜片各少许

调料

白糖少许

制作指导

把蒜炸香后再煮，可使粥的味道更香浓。

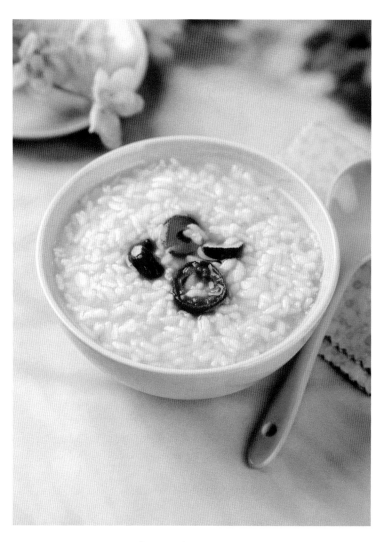

做法

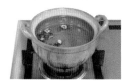
① 砂锅中注水，倒入山楂干、丹参。

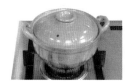
② 盖上盖，煮至药材析出有效成分。

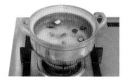
③ 揭盖，倒入洗好的大米，拌匀。

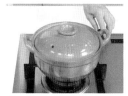
④ 盖上盖，用大火煮开后转小火煮1小时至食材熟软。

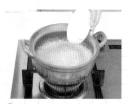
⑤ 揭盖，加入冰糖，煮至溶化，盛出煮好的粥，装碗即可。

丹参山楂大米粥

▮ 烹饪时间：77分钟　　▮ 营养功效：降低血压

原料
山楂干10克，丹参10克，大米250克

调料
冰糖少许

制作指导
可以加入适量红枣，以增加补血的功效。

丹参瘦肉粥

▎烹饪时间：32分钟 ▎营养功效：养心润肺

 原料

水发大米95克，猪瘦肉100克，丹参少许

🍲 调料

盐2克，料酒4毫升，水淀粉适量

🍴 做法

❶将洗净的猪瘦肉切成片。

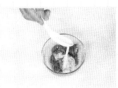

❷把肉片装入碗中，加入盐、料酒，淋入水淀粉。

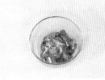

❸拌匀，腌渍约10分钟至其入味，备用。

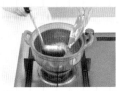

❹砂锅中注入适量清水烧热，放入备好的丹参、大米，搅散。

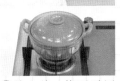

❺盖上盖，烧开后用小火煮约30分钟至大米熟软。

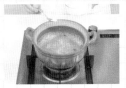

❻揭开盖，倒入腌好的肉片拌匀，加盐。

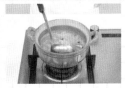

❼拌匀，煮至入味。

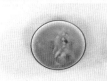

❽关火后盛出煮好的粥即可。

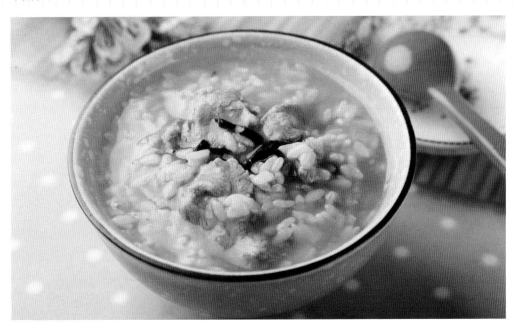

✗ 做法

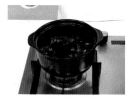

❶砂锅中注入适量清水烧开。

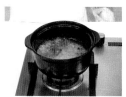

❷倒入洗净的丹参，放入玉米碎。

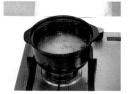

❸再加入洗净的大米，搅拌均匀。

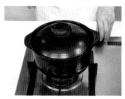

❹盖上盖，用小火煮至食材熟透。

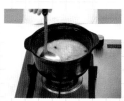

❺揭开盖，加入适量白糖。搅匀，煮至白糖完全溶化即可。

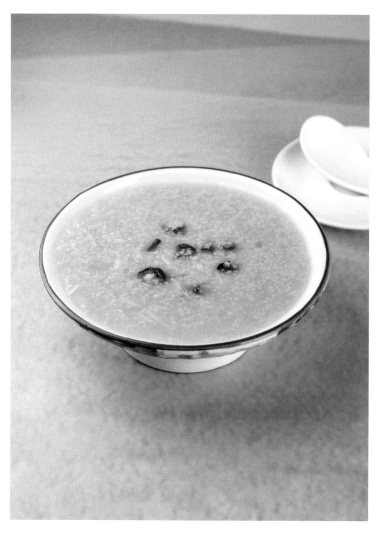

丹参玉米粥

▌烹饪时间：31分钟　　▌营养功效：开胃消食

🌶 原料
丹参10克，玉米碎120克，水发大米150克

🍲 调料
白糖20克

制作指导
人参可先用凉水泡一会儿再煮，这样能更好地析出药性。

山楂田七粥

烹饪时间：65分钟　｜　营养功效：开胃消食

🌶 原料

大米200克，上海青20克，山楂干10克，
田七2克

🍴 做法

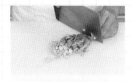
❶洗净的上海青切小段，备用。

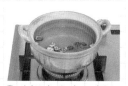
❷砂锅中注水，倒入山楂干、田七。

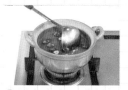
❸用大火煮至药材析出有效成分。

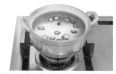
❹倒入洗好的大米，拌匀。

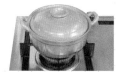
❺盖上盖，用大火煮开后转小火煮1小时至食材熟透。

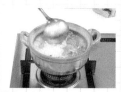
❻揭盖，倒入切好的上海青，拌匀。

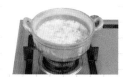
❼煮约2分钟至熟。

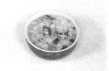
❽关火后盛出煮好的粥，装入碗中即可。

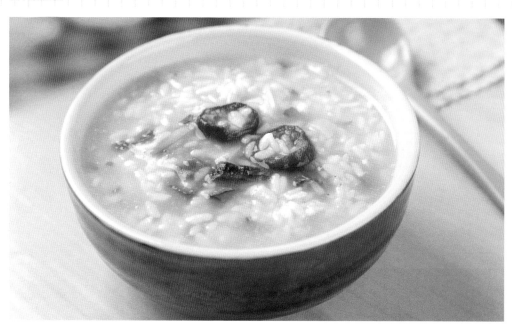

罗布麻山楂粥

烹饪时间：57分30秒 ┃ 营养功效：降低血压

原料

罗布麻6克，干山楂30克，水发大米170克

调料

冰糖25克

做法

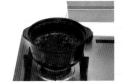

①砂锅中注入适量清水烧开。

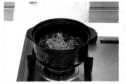

②放入洗净的罗布麻，拌匀。

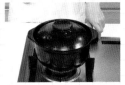

③盖上盖，用小火煮15分钟，至其完全析出有效成分。

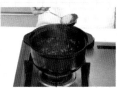

④揭开盖，将药渣捞干净。

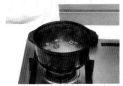

⑤倒入备好的大米、山楂，搅拌均匀。

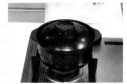

⑥盖上盖，用小火再煮至食材熟透。

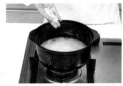

⑦揭开盖，放入备好的冰糖。

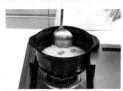

⑧搅拌煮至冰糖完全溶化，盛出装碗，待稍凉后即可食用。

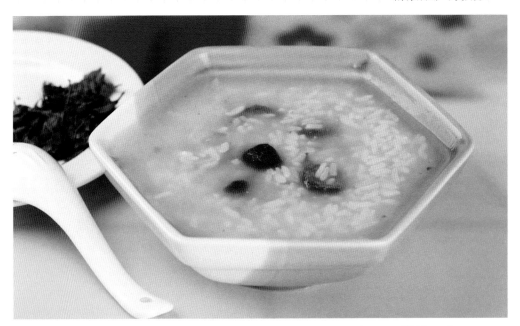

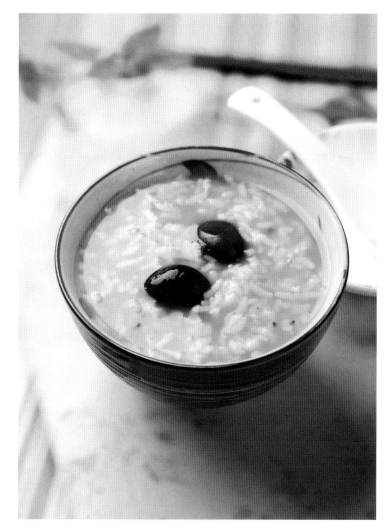

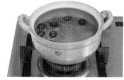

❶砂锅中注水，放入红枣、三七粉。

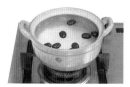

❷倒入洗好的大米。

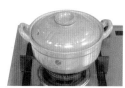

❸盖上盖，用大火煮开后转小火煮40分钟至食材熟软。

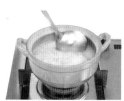

❹揭盖，放入红糖，拌匀，煮至溶化。

三七红枣粥

▌烹饪时间：42分钟　▌营养功效：益气补血

 原料

三七粉2克，红枣8克，大米200克

🍲 调料

红糖适量

制作指导

红枣可以去核后再煮，这样更方便食用。

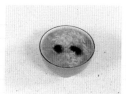

❺关火后盛出煮好的粥，装入碗中即可。

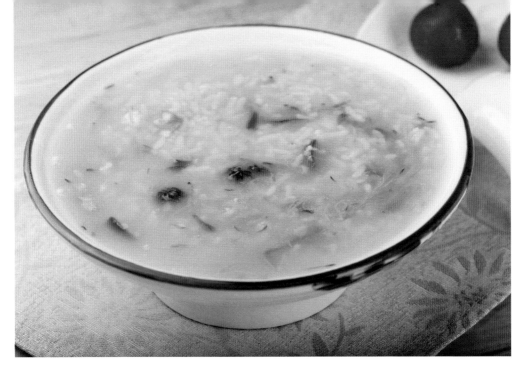

山楂菊花金银花粥

■ 烹饪时间：42分钟　■ 营养功效：降低血压

🌶 原料

水发大米130克，山楂50克，金银花、菊花各10克

🍲 调料

盐少许

🍴 做法

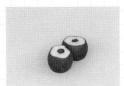

❶将洗净的山楂去除头尾。

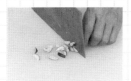

❷再切开，去除核，改切成小块，备用。

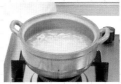

❸砂锅中注入适量清水烧开，倒入洗净的大米，搅拌匀。

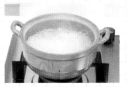

❹撒上洗净的菊花、金银花，轻轻搅拌一会儿，使材料散开。

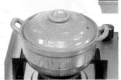

❺盖上盖，烧开后用小火煲煮约30分钟，至米粒熟软。

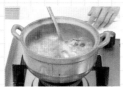

❻揭盖，倒入切好的山楂，搅拌匀，使其浸入米粒中。

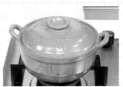

❼再盖好盖，用小火续煮约10分钟，至食材熟透。

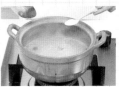

❽取下盖子，加盐续煮至米粥入味，盛出装碗即成。

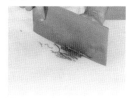

❶泡好的陈皮切瓣，再切丝，备用。

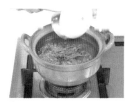

❷砂锅中注入适量清水，倒入备好的绿豆、陈皮，拌匀。

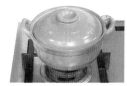

❸盖上盖，用大火煮开后转小火续煮2小时至食材熟软。

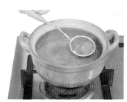

❹揭盖，捞出豆皮。

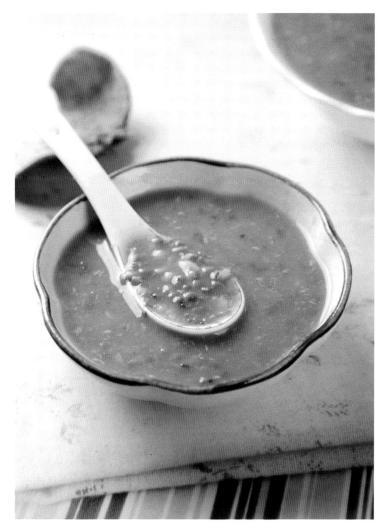

陈皮绿豆沙

▌烹饪时间：122分钟 ▌营养功效：清热解毒

🌶 原料

水发陈皮5克，水发绿豆300克

🍲 调料

冰糖适量

制作指导

可以在锅中加入一两滴食用油，这样煮出来的绿豆会更加软糯。

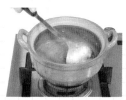

❺加入冰糖拌匀，煮至溶化，盛出装碗，待稍凉后即可食用。

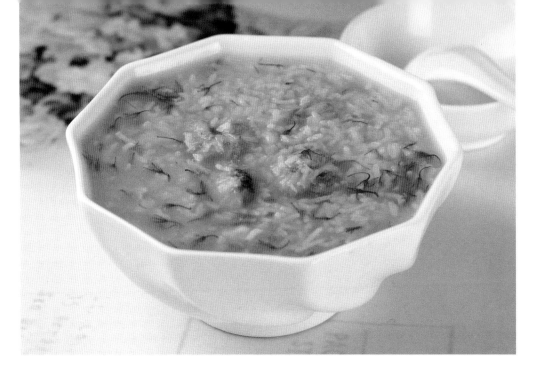

红花白菊粥

烹饪时间：35分30秒 ┃ 营养功效：清热解毒

原料

原料：红花8克，菊花10克，水发大米150克

调料

调料：白糖15克

做法

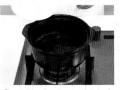
❶砂锅中注入适量清水烧开。

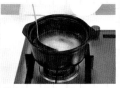
❷倒入洗好的大米，搅拌匀。

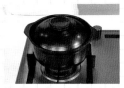
❸盖上盖，用小火煮至大米熟透。

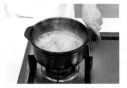
❹揭开盖子，放入洗净的红花、菊花。

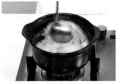
❺用勺搅拌匀。

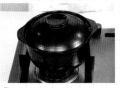
❻盖上盖，用小火煮3分钟，至药材析出有效成分。

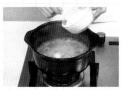
❼揭盖，加入白糖。

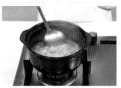
❽拌匀，煮至白糖溶化即可。

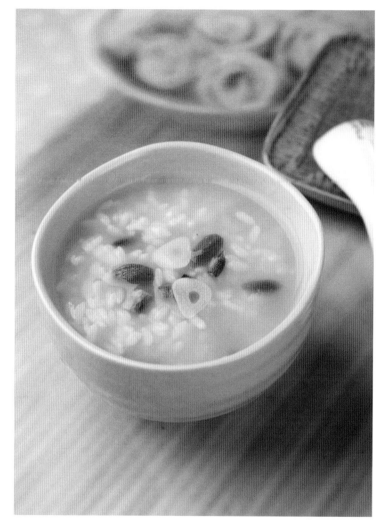

丹参枸杞蒜片粥

▌烹饪时间：31分钟 ▌营养功效：养心润肺

🌶 原料

原料：水发大米150克，丹参、枸杞、蒜片各少许

制作指导

将蒜片用油煎一下再煮，蒜香味更浓。

🍴 做法

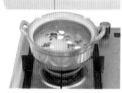

❶砂锅中注入适量清水烧开。

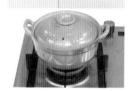

❷倒入备好的丹参、枸杞、蒜片，放入洗好的大米。

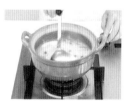

❸盖上锅盖，烧开后用小火煮约30分钟至大米熟透。

❹揭开锅盖，持续搅拌一会儿。

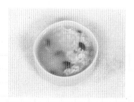

❺关火后将煮好的粥盛出，装碗即可。

痰湿体质养生粥

痰湿体质的人常表现有体形肥胖，腹部肥满松软，面部皮肤油脂较多，多汗且黏，胸闷，痰多，面色淡黄而暗，眼泡微浮，容易困倦，平素舌体胖大，舌苔白腻或甜，身重不爽，喜食肥甘甜黏，大便正常或不实，小便不多或微浑。性格偏温和、稳重，多善于忍耐。痰湿体质的具体表现有以下几点，判断下自己在近一段时间内是否有以下症状：

①头发、额头或者鼻子老是油油的，洗脸后不到30分钟，就会泛起油光；②容易出汗，背部黏黏的，腋窝部有异味，但不是狐臭；③很容易生痤疮，嘴里经常出现黏黏腻腻的感觉，尤其是早晨起床后；④体形肥满，并且腹部赘肉较多，常感觉腹部胀满；⑤常吃非常油腻、甜腻的精细食物；⑥遇到阴郁连绵的阴雨天，或者处于潮湿的环境中，感觉有东西哽在气管里一样，而且很多时候会有一种喘不上来气的感觉；⑦性格温和沉稳，自我控制能力强，有忍耐力，遇事稳重，不慌不忙，对事物有很强的洞察力，能冷静地判断事情，做事有条理，务实谨慎，给人的第一印象是很稳重。

痰湿体质者养生重在祛除湿痰，畅达气血。宜食味淡、性温平之食物。中药方面可选红豆、白扁豆、山药、薏米等有健脾利湿功效的，也可选生黄芪、茯苓、白术、陈皮等有健脾益气化痰功效的。食材方面宜多食粗粮，如玉米、小米、紫米、高粱、大麦、燕麦、荞麦、黄豆、黑豆、芸豆、蚕豆、红薯、土豆等。痰湿体质的人宜食味淡、性温平之食物，如薏苡仁、茼蒿、洋葱、白萝卜、薤白、香菜、生姜等。有些蔬菜比如芹菜、韭菜，也含有丰富的膳食纤维，非常适合痰湿体质者食用。

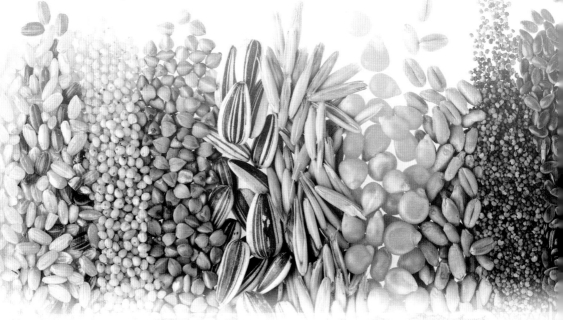

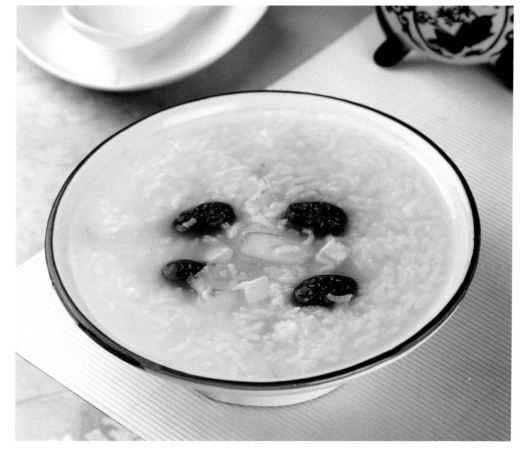

枣参茯苓粥

┃ 烹饪时间：42分钟　┃ 营养功效：安神助眠

🌶 原料

水发大米150克，红枣20克，茯苓10克，人参片7克

🍲 调料

白糖15克

🍴 做法

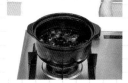

❶砂锅中注入适量清水烧开。

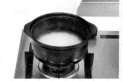

❷倒入洗净的大米，轻轻搅拌一会儿。

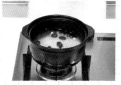

❸放入洗净的红枣、茯苓、人参片，搅拌匀，使材料散开。

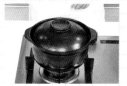

❹盖上盖，烧开后用小火煮约40分钟，至米粒熟透。

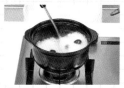

❺揭盖，撒上适量白糖，搅拌匀。

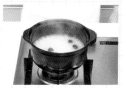

❻用中火再煮一会儿，至糖分溶化。

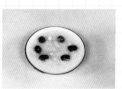

❼盛出煮好的茯苓粥，装汤碗，待稍微冷却后即可食用。

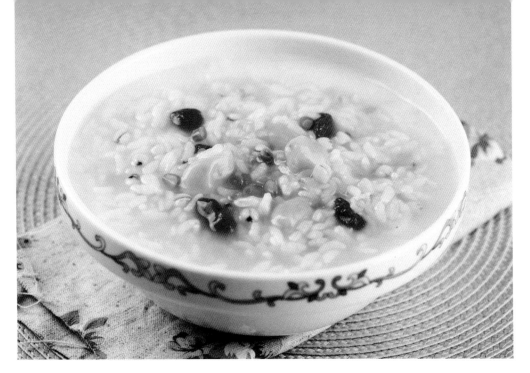

薏米白果粥

| 烹饪时间：32分钟 | 营养功效：降压降糖

🌶 原料

水发薏米40克，大米130克，白果50克，
枸杞3克，葱花少许

🍲 调料

盐2克

🍴 做法

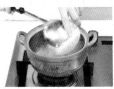
❶砂锅中注水，用大火烧开，放入水发好的薏米、大米。

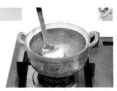
❷用锅勺将锅中的食材搅散。

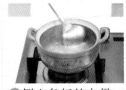
❸倒入备好的白果，搅拌匀。

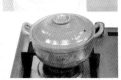
❹盖上锅盖，用大火烧开后转小火煮30分钟，至米粒熟软。

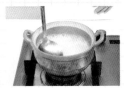
❺揭开锅盖，用锅勺搅拌几下。

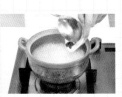
❻放入备好的枸杞，搅拌均匀。

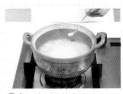
❼加入适量盐。

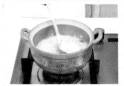
❽搅拌均匀至食材入味，盛入碗中，再放上葱花即可。

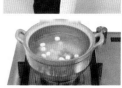

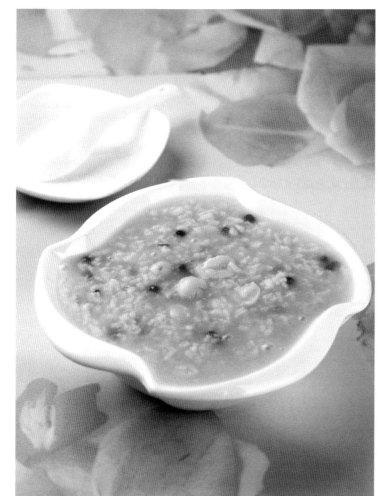

薏米莲子红豆粥

▌烹饪时间：31分钟 ▌营养功效：降低血脂

🌶 **原料**

水发大米100克，水发薏米90克，水发莲子70克，水发红豆70克

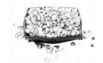

制作指导

薏米不易熟，可以先用水泡几个小时再煮。

🍴 **做法**

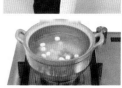

❶砂锅中注入适量清水烧开。

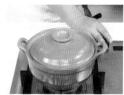

❷倒入洗净的大米、薏米、莲子、红豆，搅拌均匀。

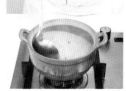

❸盖上盖，烧开后用小火煮30分钟，至食材软烂。

❹揭开盖，用勺搅动片刻。

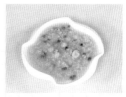

❺关火后将煮好的粥盛出，装汤碗即可。

桑叶荷叶粥

烹饪时间：47分钟 | 营养功效：清热解毒

原料

桑叶10克，荷叶10克，水发大米150克，
小米80克

调料

白糖15克

做法

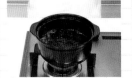

①砂锅中注入适量清水烧开。

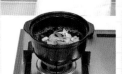

②倒入洗净的桑叶、荷叶，搅拌匀。

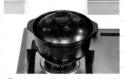

③盖上盖，用小火煮15分钟，至其完全析出有效成分。

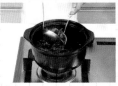

④揭开盖，把桑叶和荷叶完全捞干净。

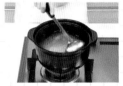

⑤倒入洗好的大米、小米，搅拌均匀。

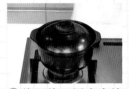

⑥盖上盖，用小火续煮至米粒熟透。

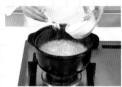

⑦揭开盖子，放入适量白糖。

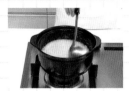

⑧搅拌至白糖完全溶化，将煮好的粥盛出，装入碗中即可。

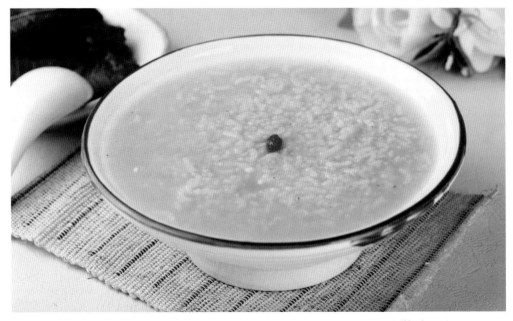

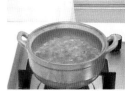

❶砂锅中注入适量清水烧开。

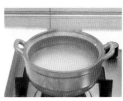

❷倒入洗净的大米，搅散开。

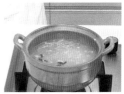

❸放入洗好的花生，加入洗净的川贝、枸杞，搅拌匀。

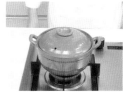

❹盖上盖，烧开后用小火煮30分钟，至大米熟透。

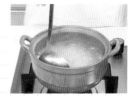

❺揭开盖子，用勺搅拌片刻，盛出装汤碗即可。

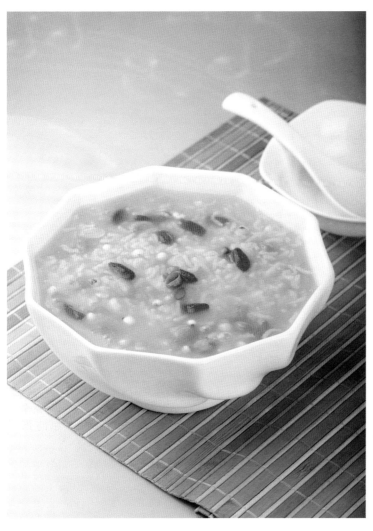

枸杞川贝花生粥

▌烹饪时间：31分钟　▌营养功效：养心润肺

🌶 原料

枸杞10克，川贝母10克，水发花生米70克，水发大米150克

制作指导

煮粥时，大米宜在水烧开后下锅，这样能节省煮粥的时间。

✕ 做法

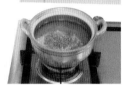

❶砂锅中注入适量清水烧热，倒入洗净的糙米、绿豆。

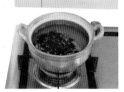

❷放入洗好的花豆、黑豆、红豆。

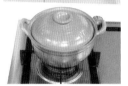

❸盖上盖，烧开后用小火煮约45分钟，至食材熟透。

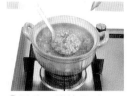

❹揭盖，搅拌几下。

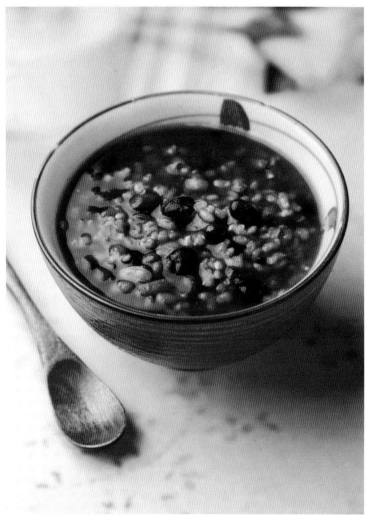

杂豆糙米粥

▌烹饪时间：46分钟 ▌营养功效：保肝护肾

🌶 原料

水发糙米175克，水发绿豆100克，水发黑豆50克，水发红豆40克，水发花豆65克

制作指导

盛出前加入少许冰糖拌匀，这样粥的食用价值更高。

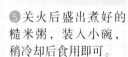

❺关火后盛出煮好的糙米粥，装入小碗，稍冷却后食用即可。

芝麻杏仁粥

烹饪时间：32分钟　｜　营养功效：益智健脑

原料

水发大米120克，黑芝麻6克，杏仁12克

调料

冰糖25克

做法

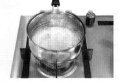

①锅中注入适量清水，用大火烧热。

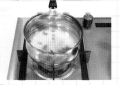

②放入洗净的杏仁，倒入泡好的大米，搅拌匀。

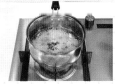

③再撒上洗净的黑芝麻，轻轻搅拌几下，使食材散开。

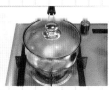

④盖上盖子，用大火煮沸，再转小火煮约30分钟至米粒变软。

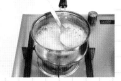

⑤取下盖子，放入冰糖，轻轻搅拌匀。

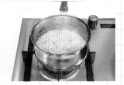

⑥再用中火续煮至糖分完全溶化。

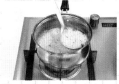

⑦关火后盛出煮好的芝麻杏仁粥。

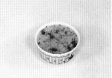

⑧装在碗中即成。

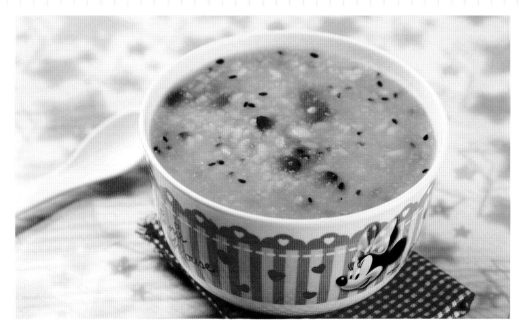

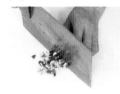

❶ 将洗净的香菇切成小块，改切成丁，装入碟中，待用。

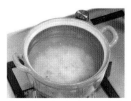

❷ 砂锅中注水，用大火烧开，放入薏米，倒入大米，搅匀。

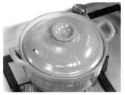

❸ 加入适量食用油，烧开后用小火煮30分钟，至食材熟软。

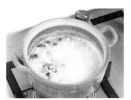

❹ 放入香菇，搅匀，用小火煮续10分钟，至食材熟烂。

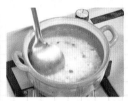

❺ 放入盐、鸡粉，拌匀调味，盛入碗中，再放上葱花即可。

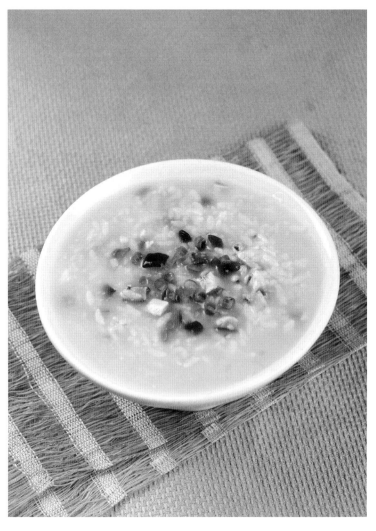

香菇薏米粥

▊ 烹饪时间：42分钟 ▏营养功效：降压降糖

🌶 原料

香菇35克，水发薏米60克，水发大米85克，葱花少许

🍲 调料

盐2克，鸡粉2克，食用油适量

制作指导

香菇切得小一点，能使香菇中的营养物质更多地渗入到汤中，使汤味道更鲜美。

蛇舌草薏米粥

| 烹饪时间：112分钟 | 营养功效：开胃消食

 原料

白花蛇舌草2克，薏米40克，糙米80克，
丝瓜络2克

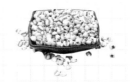

做法

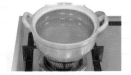
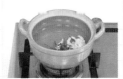

①砂锅中注入适量清水，用大火烧热。

②倒入备好的丝瓜络、白花蛇舌草。

③盖上锅盖，用大火煮15分钟至其析出有效成分。

④揭开锅盖，将里面的药材捞干净。

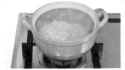
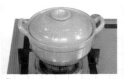
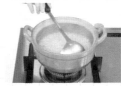
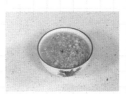

⑤倒入洗好的糙米、薏米，搅拌均匀。

⑥盖上锅盖，烧开后转小火煮90分钟。

⑦揭开锅盖，用锅勺搅拌均匀。

⑧关火后将煮好的粥盛出，装碗即可。

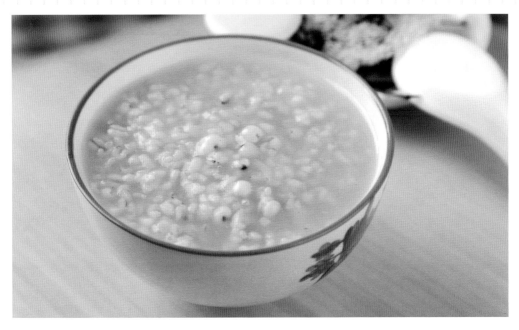

气郁体质养生粥

　　气郁体质是指由于长期情志不畅、气机郁滞而形成的以性格内向不稳定、忧郁脆弱、敏感多疑为主要特征的体质状态。由于气机不畅，所以常出现头昏、胸闷、腹部疼痛、不思饮食的现象。因此，气郁体质者应以疏肝行气、调理脾胃为原则，多吃理气解郁、消食、疏肝醒神的食物，忌食辛辣燥烈、咖啡、浓茶等刺激性食物。气郁体质的具体表现有以下几点，判断下自己在近一段时间内是否有以下症状：

　　①很容易精神紧张，焦虑不安，常感到闷闷不乐或悲痛欲绝，情绪低沉，常感到悲观失望，并且持续至少两个星期以上；②会经常感到害怕、孤独，或者容易受到惊吓；③常感到咽喉部有异物卡在那里，吐不出去咽不下去的感觉；④睡眠质量差，常感觉胃脘胀满、疼痛，或者没有胃口、食不下咽，还会经常泛酸；⑤形体消瘦，睡眠很轻，而且很早就醒来，再也睡不着了，容易失眠；⑥脸色灰暗，经常发脾气。遇到阴雨连绵的下雨天，是否情绪常会有程度不同的变化，如总感觉无所适从、心情压抑、情绪低落。

　　气郁体质者养生重在疏肝理气。中药方面可选陈皮、菊花、酸枣仁、香附等。陈皮有顺气、消食、治肠胃不适等功效；菊花有平肝宁神静思之功效；香附有温经、疏肝理气的功效；酸枣仁能安神镇静、养心解烦。食材方面可选橘子、柚子、洋葱、丝瓜、包心菜、香菜、萝卜、槟榔、大蒜、高粱、豌豆等有行气解郁功效的食物，醋也可多吃一些，山楂粥、花生粥也颇为相宜。

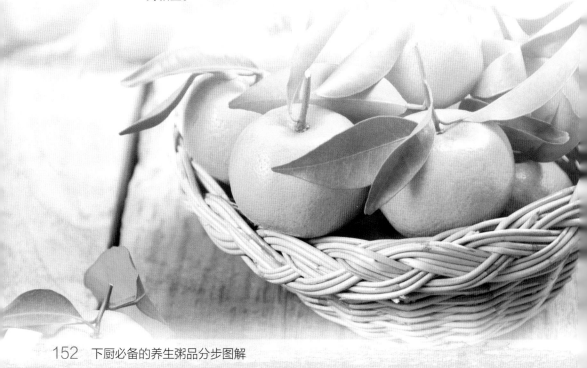

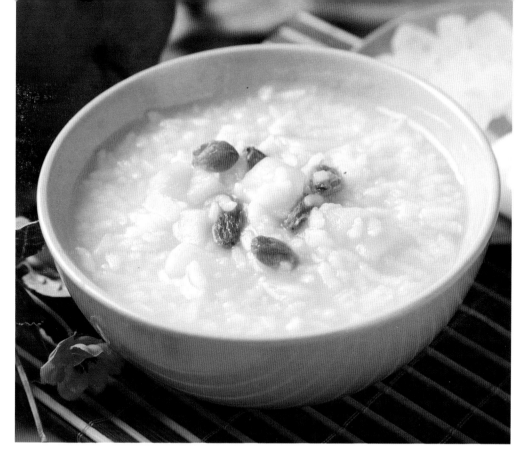

葡萄干苹果粥

▌烹饪时间：24分钟　▌营养功效：益智健脑

🌶 原料

去皮苹果200克，水发大米400克，葡萄干30克，冰糖20克

 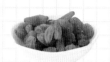

🍴 做法

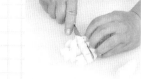

❶洗净的苹果去核，切成丁。

❷砂锅中注入适量清水烧开，倒入大米，拌匀。

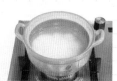

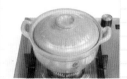 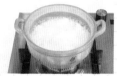 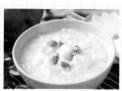 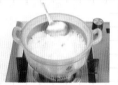

❸加盖，大火煮20分钟至熟。

❹揭盖，放入葡萄干、苹果，拌匀。

❺加盖，续煮2分钟至食材熟透。

❻揭盖，加入冰糖，搅拌至冰糖融化，盛出，装入碗中即可。

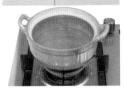

① 砂锅中注入适量清水，用大火烧热。

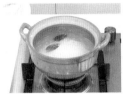

② 放入备好的陈皮，搅拌匀，倒入洗好的大米，搅拌均匀。

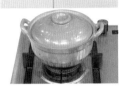

③ 盖上锅盖，烧开后用小火煮约30分钟至大米熟软。

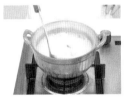

④ 揭开锅盖，持续搅拌一会儿。

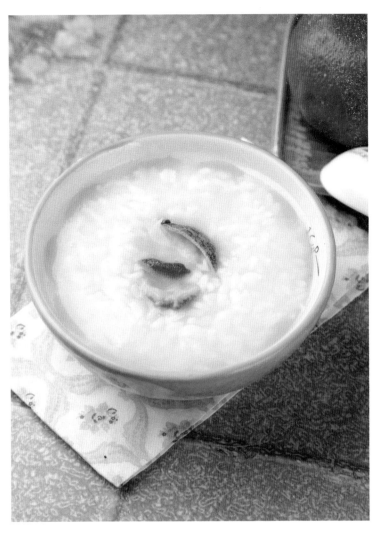

陈皮大米粥

| 烹饪时间：31分钟 | 营养功效：开胃消食

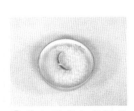

⑤ 关火后盛出煮好的粥，装入碗中即可。

🌶 原料

水发大米120克，陈皮5克

制作指导

陈皮可以先用温水泡软，这样能更好地析出其药性。

百合猪心粥

| 烹饪时间：32分钟 | 营养功效：养心润肺

🌶 原料

水发大米170克，猪心160克，鲜百合50克，姜丝、葱花各少许

🍲 调料

盐3克，鸡粉、胡椒粉各2克，料酒、生粉、芝麻油、食用油各适量

🍴 做法

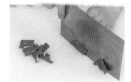
①洗净的猪心切片。

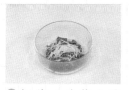
②把猪心片装入碗中，撒上姜丝，加入少许盐、鸡粉。

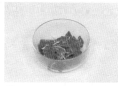
③放入料酒、胡椒粉、生粉拌匀上浆。

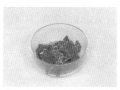
④再注入少许食用油，腌渍约10分钟，至其入味。

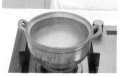
⑤砂锅中注入适量清水烧开，倒入洗净的大米，搅拌匀。

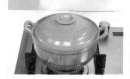
⑥盖上盖，煮沸后用小火煲煮约30分钟，至米粒变软。

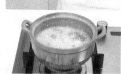
⑦揭盖，倒入百合，放入腌渍好的材料，拌煮至食材熟透。

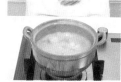
⑧加入盐、鸡粉、芝麻油，续煮入味，装碗，撒上葱花即成。

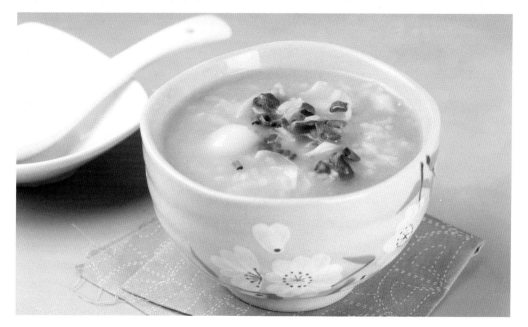

🍴 做法

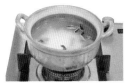

❶砂锅中注水，倒入备好的陈皮、红豆、大米，拌匀。

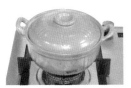

❷盖上盖，烧开后转小火煮至食材熟软。

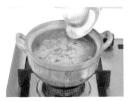

❸揭盖，加入冰糖。

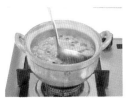

❹拌匀，煮至溶化。

❺关火后盛出煮好的粥，装入碗中，待稍微放凉后即可食用。

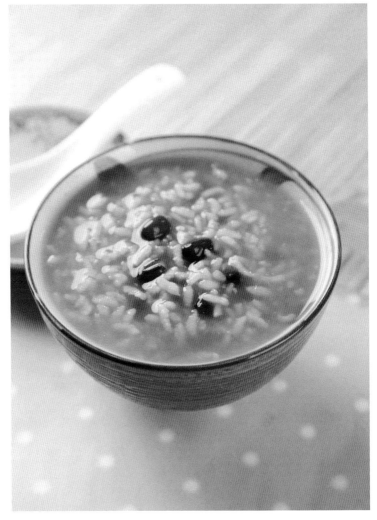

陈皮红豆粥

▌烹饪时间：61分钟 ▌营养功效：益气补血

🌶 原料

红豆150克，陈皮10克，大米100克

🍲 调料

冰糖少许

制作指导

红豆和大米可以事先泡发，这样更容易熟软，口感也会更好。

猪血参芪附枣粥

烹饪时间：62分钟 ┃ 营养功效：益气补血

🥒 原料

猪血400克，水发大米180克，红枣20克，党参、黄芪各10克，附子5克

🍲 调料

盐3克，鸡粉、胡椒粉各少许

🍴 做法

❶将洗净的猪血切小块，备用。

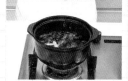

❷砂锅中注水烧开，放入党参、黄芪、附子、红枣。

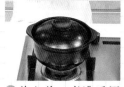

❸盖上盖，煮沸后用小火煮约15分钟，至药材析出有效成分。

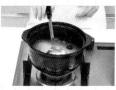

❹揭盖，捞出党参、黄芪、附子，倒入洗净的大米，搅拌匀。

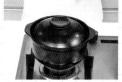

❺盖上盖，烧开后用小火煲煮约30分钟，至米粒熟软。

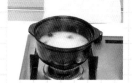

❻揭盖，放入猪血块，搅拌匀。

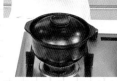

❼再盖好盖，用小火续煮约15分钟，至食材熟透。

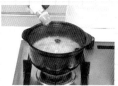

❽取下盖，加入少许盐、鸡粉、胡椒粉，续煮入味即成。

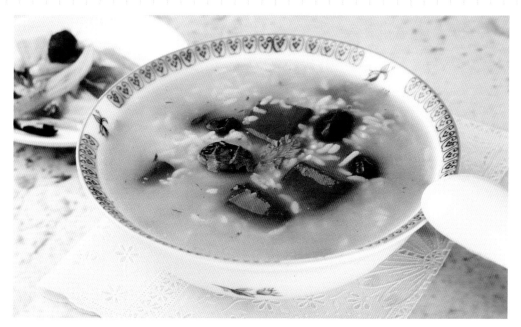

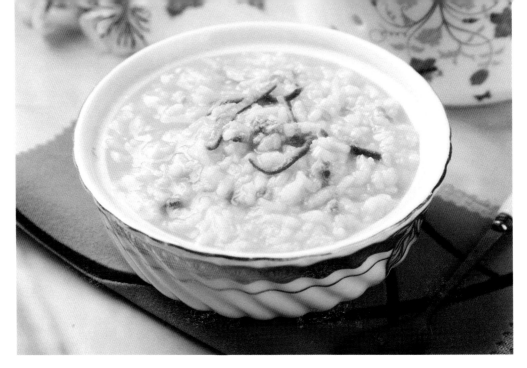

陈皮瘦肉粥

烹饪时间：57分钟　│　营养功效：益气补血

原料

水发大米200克，水发陈皮丝5克，瘦肉20克，姜丝、葱花各少许

调料

盐2克，鸡粉3克

做法

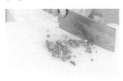

❶洗净的瘦肉用横刀切片，再切成丝，改切成碎末，备用。

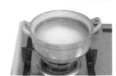

❷砂锅中注入适量清水烧开，倒入洗净的大米。

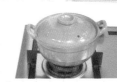

❸盖上盖，先用大火煮开，再转小火煮10分钟。

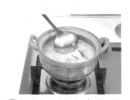

❹揭盖，放入备好的陈皮，拌匀。

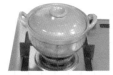

❺盖上盖，续煮30分钟至食材熟软。

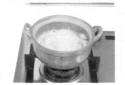

❻揭盖，加入瘦肉末，拌匀。

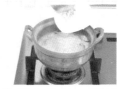

❼倒入姜丝，搅拌匀，续煮15分钟至食材熟透。

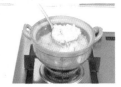

❽揭盖，撒入葱花，加盐、鸡粉拌匀，盛出装碗即可。

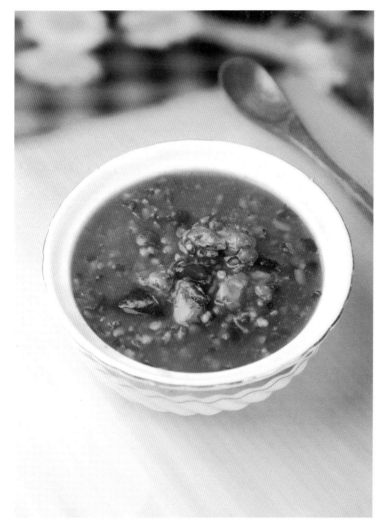

玫瑰红豆红米粥

❙ 烹饪时间：76分钟 ❙ 营养功效：益气补血

🌶 原料

水发红米165克，水发红豆75克，红枣30克，玫瑰花少许

🍲 调料

红糖20克

制作指导

红米的泡发时间最好长一些，这样能缩短烹饪时间。

🍴 做法

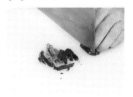

❶将洗净的红枣切开，去核，再把果肉切粗丝，备用。

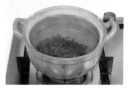

❷砂锅中注水烧开，放入洗净的红豆，用中火煮至其变软。

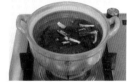

❸揭盖，倒入洗净的红米，拌匀，放入切好的红枣，搅拌匀。

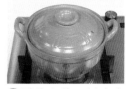

❹再盖上盖，用小火煮至食材熟透。

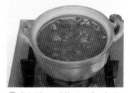

❺揭盖，撒上玫瑰花煮出香味，加入红糖煮至溶化即成。

木瓜陈皮粥

┃烹饪时间：52分钟　┃营养功效：美容养颜

🌶 原料

木瓜120克，陈皮5克，丝瓜络3克，川贝
5克，大米350克

🍴 做法

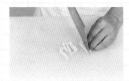

❶将丝瓜络切成条。

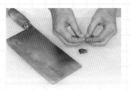

❷把陈皮掰成小块。

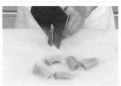

❸洗好的木瓜切开，去籽，切成瓣，改切成块，去皮，备用。

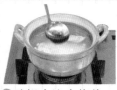

❹砂锅中注水烧热，倒入大米、陈皮、丝瓜络、川贝拌匀。

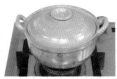

❺盖上盖，用大火煮开后转小火续煮45分钟至食材熟软。

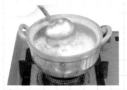

❻揭盖，倒入切好的木瓜，拌匀。

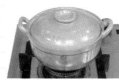

❼盖上盖，续煮5分钟至木瓜熟软。

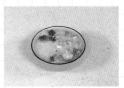

❽揭盖，盛出煮好的粥，装入碗中，待稍微放凉后即可食用。

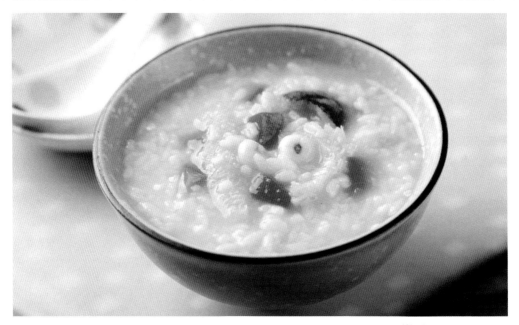

做法

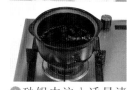

❶砂锅中注入适量清水烧开。

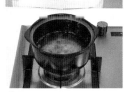

❷倒入洗好的糙米、桂圆肉，搅拌均匀。

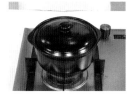

❸盖上盖，用小火煮至食材熟透。

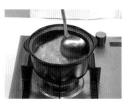

❹揭开盖，搅拌匀，略煮片刻至粥浓稠。

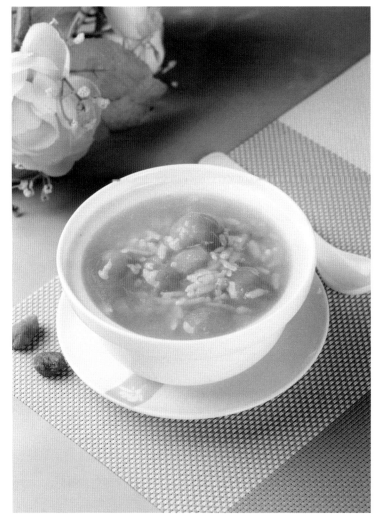

桂圆糙米舒眠粥

▎烹饪时间：31分钟　▎营养功效：安神助眠

原料

桂圆肉30克，水发糙米160克，

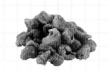

制作指导

糙米不易煮熟，可适当延长煮粥的时间。

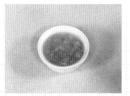

❺关火后盛出煮好的粥，装入碗中即可。

湿热体质养生粥

湿热体质表现为：肢体沉重，发热多在午后明显；舌苔黄腻，脉数。湿热体质者应以清消湿浊、散热泻火为原则，常食清热化湿、平性偏甘寒的食物，少食辛辣燥烈温热的食物，宜戒烟限酒。湿热体质的具体表现有以下几点，判断下自己在近一段时间内是否有以下症状：

①面部常有不清洁、灰暗的感觉，如面色发黄、发暗、油腻；②皮肤较容易生痤疮，多数是脓包质，或者皮肤常出现化脓性的炎症；③常常感到口苦和口臭，偶尔会有泛酸的现象；④常伴有呼吸费力或气不够用的现象，让人难受得透不出气，或者感觉缺氧；⑤性格是否较急躁，容易激动，易躁怒，容易发脾气、出言不逊；⑥食欲不佳，胃口不好，常有口渴不想喝水，一喝就感觉胀肚的现象；⑦小便赤黄，经常有大便燥结、便秘或黏滞不爽的感觉。

湿热体质者养生重在疏肝利胆、祛湿清热。饮食以清淡为主。中药方面可选用茯苓、薏仁、红豆、玄参等清热利湿功效的。食材方面可多食绿豆、芹菜、黄瓜、丝瓜、荠菜、芥蓝、竹笋、藕、紫菜、海带、四季豆、兔肉、鸭肉等甘寒、甘平的食物。湿热体质者还可适当喝些凉茶，如决明子、金银花、车前草、淡竹叶、溪黄草、木棉花等，这对湿热体质者也有很好的效果，可驱散湿热，但不可多喝。

湿热体质者最忌讳烟酒和甜食，燥湿散热助排毒。湿热的饮食应定时定量，少食多餐，不宜过饱，严格控制油炸食品、动物内脏、蛋黄的摄入量，忌食辛辣、咖啡、浓茶等刺激品。

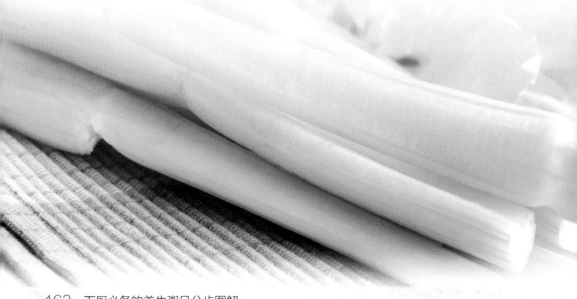

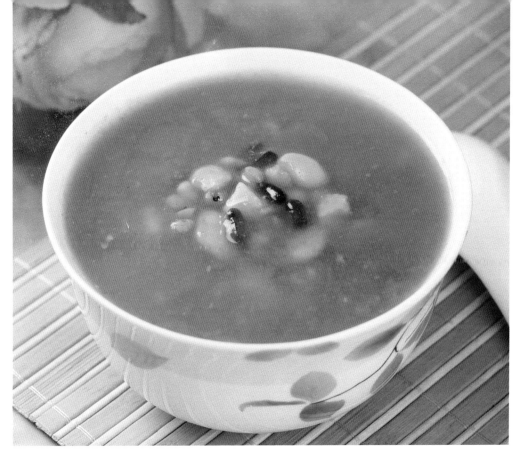

茯苓祛湿粥

烹饪时间：41分钟 ┃ 营养功效：瘦身排毒

原料

水发红豆120克，白扁豆、薏米、芡实、茯苓各少许

调料

盐2克

做法

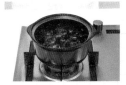

❶砂锅中注入适量清水烧开。

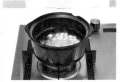

❷倒入白扁豆、薏米、芡实、茯苓。

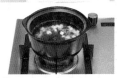

❸再放入水发红豆，搅拌匀。

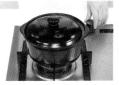

❹盖上盖，烧开后用小火煮约40分钟至食材熟软。

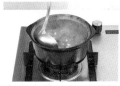

❺揭开盖，加入少许盐，搅匀调味。

❻关火后盛出煮好的粥，装入碗中即可。

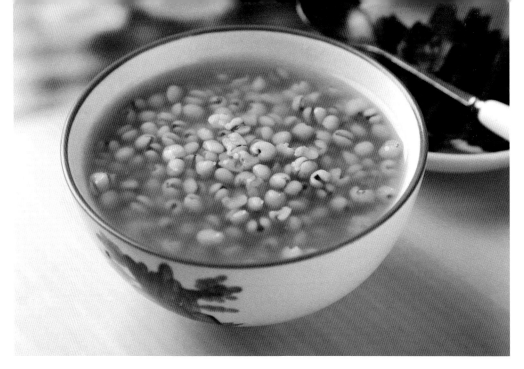

荷叶藿香薏米粥

▌烹饪时间：93分钟　▌营养功效：美容养颜

🌶 原料

荷叶碎5克，藿香10克，水发薏米250克

🍴 做法

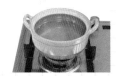

❶砂锅中注入适量清水，用大火烧热。

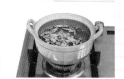

❷倒入备好的荷叶、藿香。

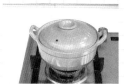

❸盖上锅盖，烧开后转小火煮30分钟至其析出有效成分。

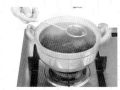

❹揭开锅盖，将药材捞干净。

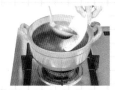

❺倒入洗好的薏米，搅拌均匀。

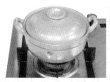

❻再盖上锅盖，续煮1小时至其熟透。

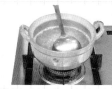

❼揭开锅盖，用锅勺搅拌均匀。

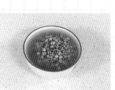

❽关火后将煮好的薏米粥盛出，装入碗中即可。

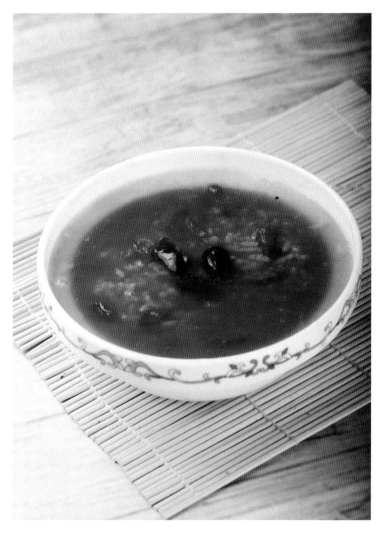

腰豆红豆枸杞粥

▌烹饪时间：33分钟 ▌营养功效：保肝护肾

原料

腰豆150克，水发红豆90克，水发大米100克，枸杞15克

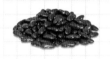

制作指导

粥煲好略放凉后可添加少许的蜂蜜拌匀一起食用，口感不错。

做法

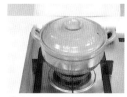

❶砂锅中注入适量清水烧开，放入红豆，加入大米，搅拌匀。

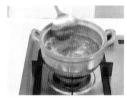

❷加盖，烧开后，小火炖30分钟至熟。

❸揭开盖子，倒入腰豆，加入枸杞，混合均匀。

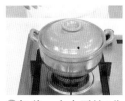

❹加盖，小火再炖2分钟至腰豆熟软。

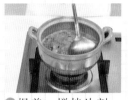

❺揭盖，搅拌片刻，把煮好的粥盛出，装入汤碗中即可。

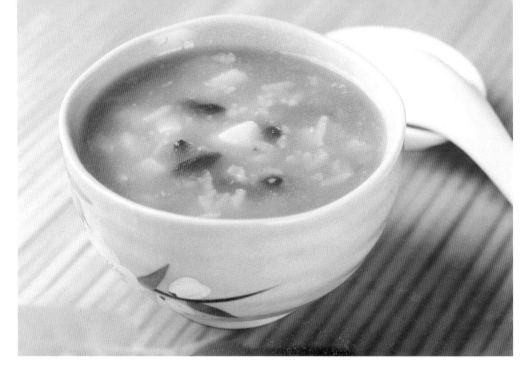

茯苓枸杞山药粥

┃ 烹饪时间：42分钟 ┃ 营养功效：养心润肺

原料
山药150克，水发大米150克，茯苓8克，枸杞5克

调料
红糖25克

做法

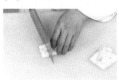

❶洗净的山药切片，再切条，改切成丁，备用。

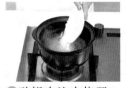

❷砂锅中注水烧开，倒入大米，放入茯苓，搅拌均匀。

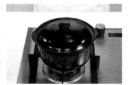

❸用小火煮30分钟至大米熟软。

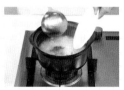

❹揭盖，放入枸杞，搅拌匀。

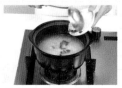

❺加入山药，搅匀。

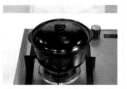

❻盖上盖，用小火续煮10分钟至粥浓稠。

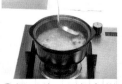

❼揭开盖，用锅勺撇去浮沫。

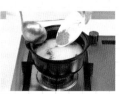

❽加入红糖调味，关火后盛出煮好的粥，装入碗中即可。

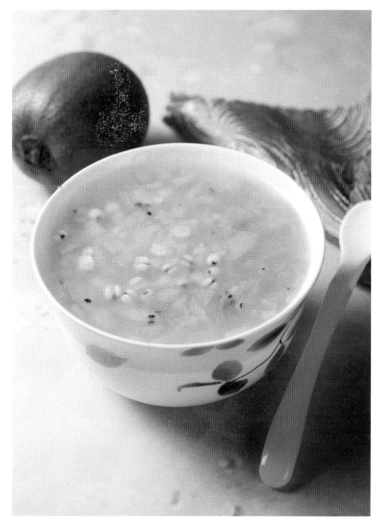

猕猴桃薏米粥

| 烹饪时间：65分钟 | 营养功效：增强免疫

🌶 **原料**

水发薏米220克，猕猴桃40克

🍲 **调料**

冰糖适量

制作指导

薏米不易煮熟，因此泡发的时间最好长一些。

🍴 **做法**

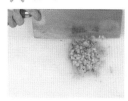

❶洗净的猕猴桃切去头尾，削去果皮，去除硬芯，切成碎末。

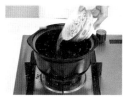

❷砂锅注水烧开，倒入洗净的薏米拌匀。

❸盖上锅盖，煮开后用小火煮1小时至薏米熟软。

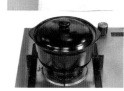

❹揭开锅盖，倒入猕猴桃末。

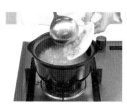

❺加入冰糖拌匀，煮至冰糖完全溶化，盛出装碗即可。

✂ 做法

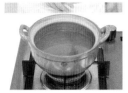

❶砂锅中注入适量清水烧热。

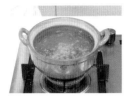

❷倒入备好的红豆、薏米，拌匀，用大火略煮。

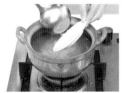

❸放入洗好的大米，拌匀。

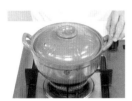

❹盖上盖，烧开后用小火煮约40分钟至食材熟透。

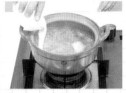

❺揭盖，倒入牛奶，放入冰糖拌匀，煮至溶化，盛出煮好的粥即可。

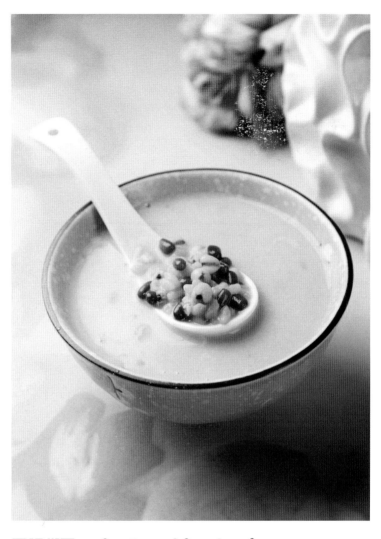

牛奶薏米红豆粥

┃烹饪时间：42分钟　　┃营养功效：清热解毒

🌶 原料

大米45克，薏米65克，红豆80克，牛奶120毫升

🍲 调料

冰糖适量

制作指导

薏米不易熟，可先用温水浸泡2～3小时再煮。

车前子山药粥

| 烹饪时间：48分钟 | 营养功效：健脾止泻

🌶 原料

水发大米170克，山药120克，车前子少许

🍴 做法

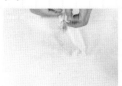 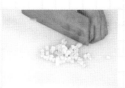 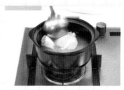 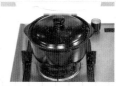

❶取一个纱袋，放入车前子，系紧袋口，制成药袋，备用。

❷洗净去皮的山药切片，再切成条，改切成丁，备用。

❸砂锅中注水烧开，倒入洗好的大米，放入药袋，拌匀。

❹盖上盖，烧开后用小火煮约15分钟至药材析出有效成分。

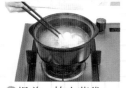 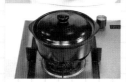 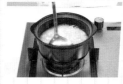 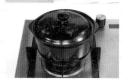

❺揭盖，拣出药袋。

❻再盖上盖，用小火煮约20分钟。

❼揭盖，倒入山药，搅拌均匀。

❽盖上盖，转小火煮至食材熟透，揭盖，盛出煮好的粥即可。

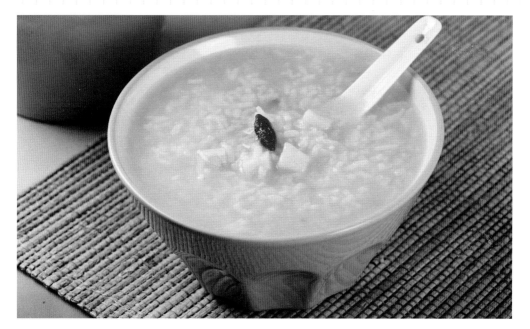

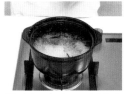

❶砂锅中注入适量清水烧开，放入洗净的白芍、紫草。

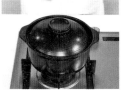

❷盖上盖，煮沸后转小火煮约20分钟，至其析出有效成分。

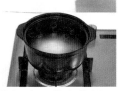

❸揭盖，捞出药材以及杂质，再倒入洗净的大米。

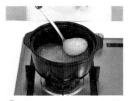

❹放入洗好的薏米拌匀，盖好盖，续煮至米粒熟透。

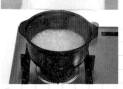

❺取下盖子，加入冰糖拌匀，煮至冰糖溶化，盛出装碗即成。

🍴 做法

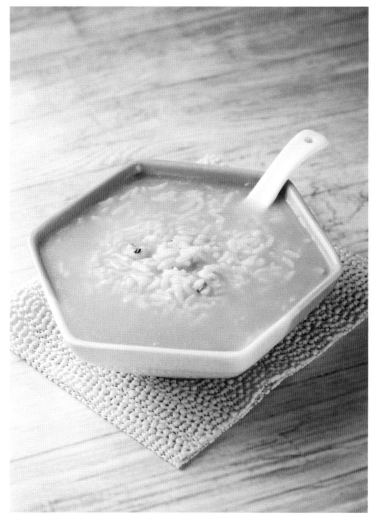

紫草白芍薏米粥

▌烹饪时间：52分钟　　▌营养功效：保肝护肾

🌶 原料

水发大米150克，水发薏米80克，白芍10克，紫草8克

🍲 调料

冰糖25克

制作指导

白芍和紫草不宜用袋包好后使用，这样不利于其析出药性。

车前子玉米粥

| 烹饪时间：32分钟 | 营养功效：保肝护肾

原料

水发大米120克，玉米碎80克，车前子少许

做法

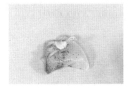

❶将洗净的车前子倒入隔渣袋，制成药材袋，待用。

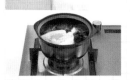

❷锅中注水烧开，放入药材袋。

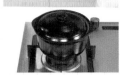

❸盖上盖，煮沸后用中火煮约15分钟。

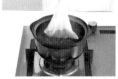

❹揭开盖，捞出煮好的药材袋。

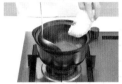

❺将洗净的大米倒入锅中。

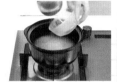

❻再放入备好的玉米碎，拌匀。

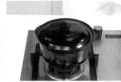

❼盖上盖，用小火煮至食材熟透。

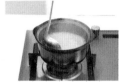

❽揭开盖，搅拌几下，关火后盛出煮好的粥即可。

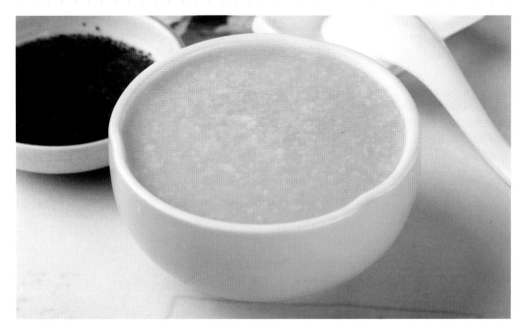

✖ 做法

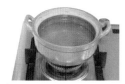

❶砂锅中注入适量清水烧热。

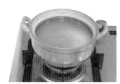

❷放入洗好的大米拌匀，倒入洗净的绿豆。

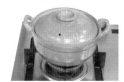

❸盖上盖，烧开后用小火煮约40分钟至米粒变软。

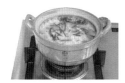

❹揭盖，倒入洗净的海带丝，搅匀。

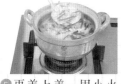

❺再盖上盖，用小火煮至食材熟透，盛出装汤碗即成。

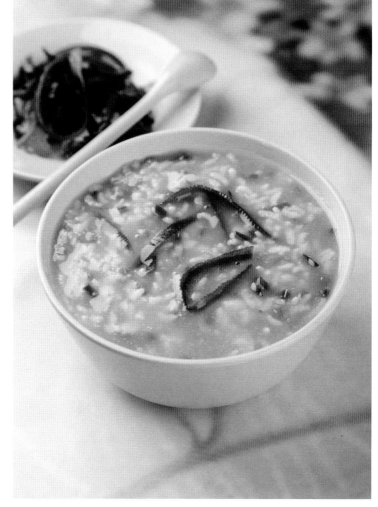

海带绿豆粥

▌烹饪时间：57分钟 ▌营养功效：清热解毒

🌶 原料

水发大米160克，水发绿豆90克，水发海带丝65克

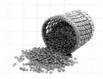

制作指导

海带丝煮的时间不宜太长，以免口感绵软，失去了韧劲。

车前子绿豆高粱粥

| 烹饪时间：46分钟 | 营养功效：开胃消食

原料

水发高粱200克，水发绿豆150克，通草、橘皮、车前子各少许

做法

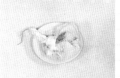

❶取一个隔渣袋，倒入通草、橘皮、车前子，制成药袋。

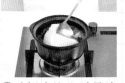

❷砂锅中注入适量清水烧开，放入药袋。

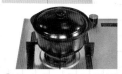

❸盖上盖，烧开后用中火煮约15分钟，至药材析出有效成分。

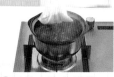

❹揭盖，取出药袋。

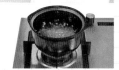

❺倒入绿豆，拌匀，再放入高粱，拌匀。

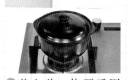

❻盖上盖，烧开后用小火煮约30分钟。

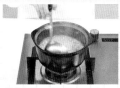

❼揭盖，搅拌几下。

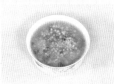

❽关火后将煮好的粥盛入碗中即成。

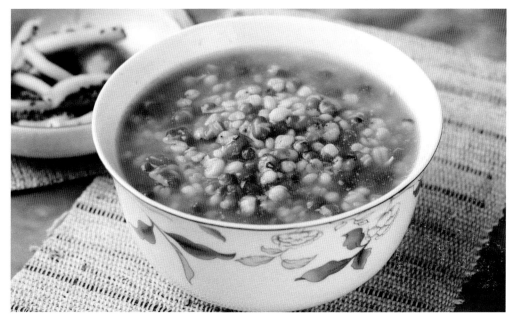

特禀体质养生粥

特禀体质也就是过敏体质，属于一种偏颇的体质类型，过敏后会给病人带来各种不适。其主要特征为：常见哮喘、风团、咽痒、鼻塞、喷嚏等；患遗传性疾病者有垂直遗传、先天性、家族性特征；先天性禀赋异常者或有畸形，或有生理缺陷；患胎传性疾病者具有母体影响胎儿个体生长发育及相关疾病特征。此外，特禀体质者对外界环境适应能力差。

特禀体质的具体表现有以下几点，判断自己在近一段时间内是否有以下症状：

①感冒比较容易打喷嚏，日常会有鼻塞、流鼻涕或流眼泪的现象；②对花粉、刺激性气味容易引起过敏现象，或者季节交替的时候容易出现过敏现象；③皮肤被抓一下，就会出现明显的抓痕，或者周围皮肤红一片；④平常会现腹痛、恶心、呕吐、腹泻等症状，如吃过东西有恶心、呕吐的现象，吃点凉的就腹泻，或夏天常腹泻；⑤服食一些药物、食物，或者接触到油漆、涂料之类的化学物质，或者在新装修的房子里待久了会出现一些过敏现象。

特禀体质者在饮食上宜清淡、均衡，粗细搭配适当，荤素配伍合理。宜多吃一些益气固表的药材和食材。益气固表的中药中最好的是人参，虽然贵点，但也是最有效果的。还有防风、黄芪、白术、山药、太子参等也有益气的作用。在食物方面可适当地多吃一些糯米、羊肚、燕麦、红枣、燕窝和有"水中人参"之称的泥鳅等。燕麦是特别适宜过敏体质的人的一种食物，经常食用可提高机体的免疫力，对防止过敏发生有至关重要的作用。

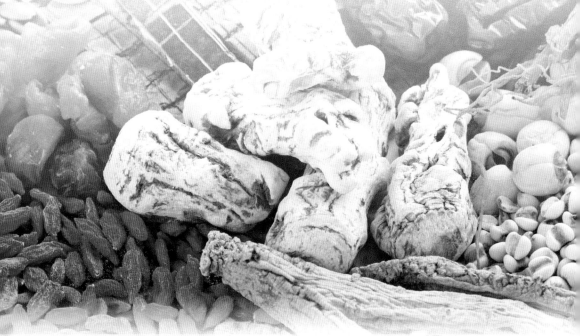

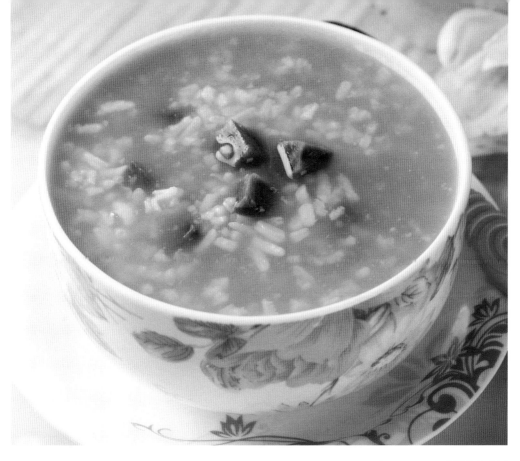

紫薯粥

烹饪时间：47分钟 ┃ 营养功效：保护视力

🥄 原料

水发大米100克，紫薯75克

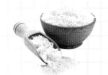

🍴 做法

 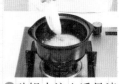

❶洗净去皮的紫薯切片，再切条，改切成小丁块，备用。

❷砂锅中注入适量清水烧开，倒入洗净的大米，搅拌匀。

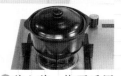 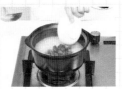 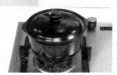 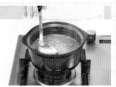

❸盖上盖，烧开后用小火煮约30分钟。

❹揭开盖，倒入切好的紫薯，搅拌匀。

❺再盖上盖，用小火续煮约15分钟至食材熟透。

❻揭开盖，搅拌均匀，盛出煮好的紫薯粥，装入碗中即可。

做法

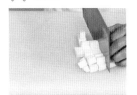

❶将去皮洗净的山药切条，再切小块。

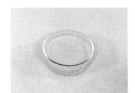

❷取一小碗，放入备好的玉米粉，倒入适量清水。

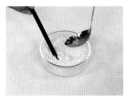

❸边倒边搅拌，至米粉完全融化，制成玉米糊，待用。

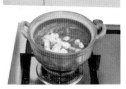

❹砂锅中注水烧开，放入山药丁。

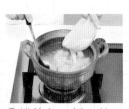

❺搅拌匀，倒入的玉米糊，边倒边搅拌，煮至食材熟透即成。

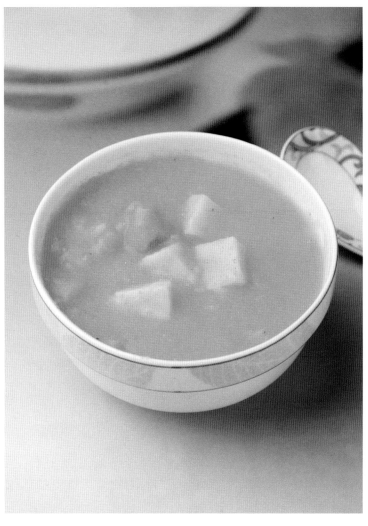

玉米山药糊

┃烹饪时间：4分30秒 ┃营养功效：益气补血

🌶 原料

山药90克，玉米粉100克

制作指导

煮米糊时最好要不停的搅拌，这样可以避免黏住锅底。

玉米片红薯粥

| 烹饪时间：52分钟 | 营养功效：开胃消食

 原料

红薯180克，玉米片90克

做法

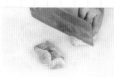

❶去皮洗净的红薯切滚刀块，备用。

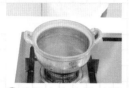

❷砂锅中注入适量清水烧热。

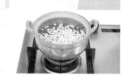

❸倒入玉米片。

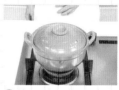

❹盖上盖，烧开后用小火煮约30分钟。

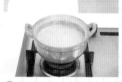

❺揭开盖，倒入切好的红薯。

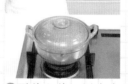

❻再盖上盖，用小火续煮约20分钟，至食材熟透。

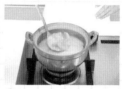

❼揭盖，搅拌几下，关火后盛出煮好的红薯粥。

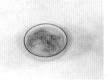

❽装入碗中，待稍凉后即可食用。

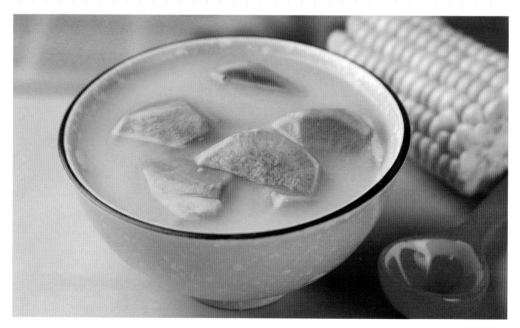

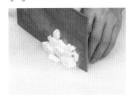

❶将洗好的豆腐切成丁；把择洗干净的四季豆切成段。

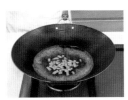

❷锅中注入适量清水烧开，放入四季豆汆水，捞出备用。

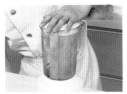

❸取榨汁机，把四季豆放入杯中，倒入清水，榨取四季豆汁。

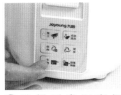

❹选择干磨刀座组合，将大米磨成米碎，待用。

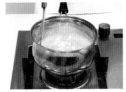

❺把四季豆汁倒入汤锅中，倒入米碎、豆腐、盐调味，盛入碗中即可。

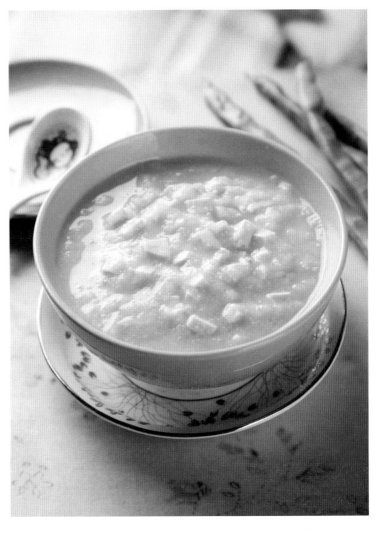

豆腐四季豆碎米粥

▌烹饪时间：2分30秒 ▌营养功效：健脾止泻

🌶 原料

豆腐85克，四季豆75克，大米65克

🍲 调料

盐少许

制作指导

烹煮四季豆要保证四季豆熟透，否则食用后易发生中毒。

南瓜子小米粥

| 烹饪时间：31分钟 | 营养功效：降低血压

原料

南瓜子30克，水发小米120克，水发大米150克

调料

盐2克

做法

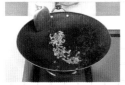

❶炒锅烧热，倒入南瓜子，用小火炒香。

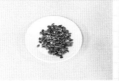

❷把炒熟的南瓜子盛出，装入盘中。

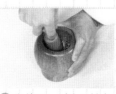

❸取杵臼，倒入炒好的南瓜子，捣碎。

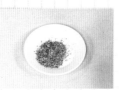

❹把南瓜子末倒入盘中，备用。

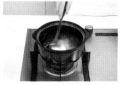

❺砂锅中注水烧热，倒入洗净的小米、大米，搅拌匀。

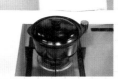

❻盖上盖，烧开后用小火煮30分钟至食材熟透。

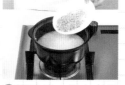

❼揭开盖，倒入南瓜子，搅拌匀。

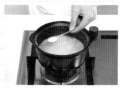

❽放入盐调味，关火后把煮好的粥盛出，装入碗中即可。

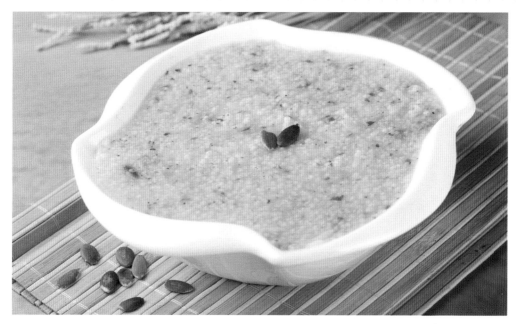

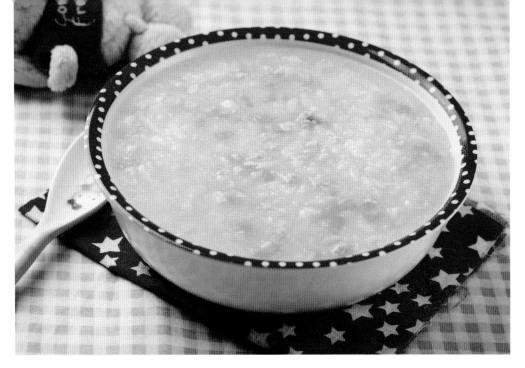

丝瓜瘦肉粥

| 烹饪时间：31分30秒 | 营养功效：益智健脑

🌶 **原料**

丝瓜45克，瘦肉60克，水发大米100克

🍲 **调料**

盐2克

🍴 **做法**

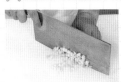

❶将去皮洗净的丝瓜切片，再切成条，改切成粒。

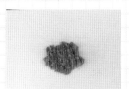

❷洗好的瘦肉切成片，再剁成肉末。

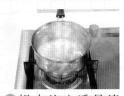

❸锅中注入适量清水，用大火烧热。

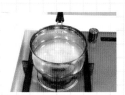

❹倒入水发好的大米，拌匀。

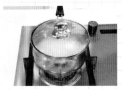

❺盖上盖，用小火煮30分钟至大米熟烂。

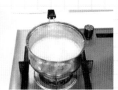

❻揭盖，倒入肉末，拌匀。

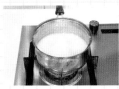

❼放入切好的丝瓜，拌匀煮沸。

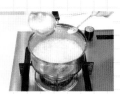

❽加盐调味，煮沸，将煮好的粥盛出，装入碗中即可。

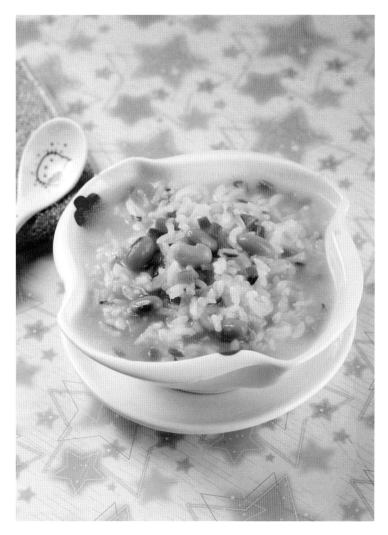

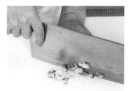

❶将洗净的洋葱切成粒；洗好的胡萝卜切成粒。

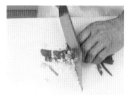

❷洗净的上海青切丝，改切成粒。

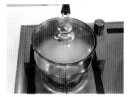

❸锅中注水，倒入大米，拌匀，烧开后用小火煮至大米熟软。

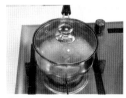

❹揭盖，倒入洗好的青豆、胡萝卜，用小火煮至食材熟烂。

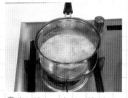

❺揭盖，放入洋葱、上海青拌匀，加盐调味煮熟，盛碗即可。

什锦菜粥

▌烹饪时间：40分钟　▌营养功效：益智健脑

🌶 原料

上海青30克，青豆35克，洋葱30克，胡萝卜25克，水发大米110克

🍲 调料

盐少许

制作指导

青豆入锅煮之前，可以把青豆切碎，这样有利于消化吸收。

鸡肉包菜米粥

 烹饪时间：21分钟 ▎营养功效：补钙

原料

鸡胸肉40克，包菜35克，胡萝卜40克，豌豆20克，软饭120克

调料

盐2克

做法

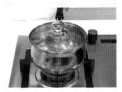

❶汤锅中注入适量清水，倒入洗净的豌豆煮熟，捞出备用。

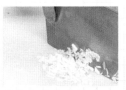

❷将包菜洗净切碎。

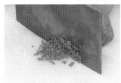

❸洗好的胡萝卜切片，再切成细丝，改切成粒。

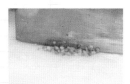

❹把煮熟的豌豆切成碎末。

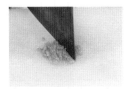

❺洗好的鸡胸肉切片，再剁成末。

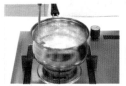

❻汤锅中注水烧开，倒入软饭，搅散，煮至其软烂。

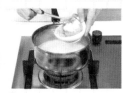

❼揭盖，倒入鸡肉，拌煮一会。

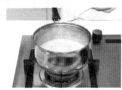

❽将胡萝卜、包菜倒入锅中拌匀煮沸，加盐搅拌入味即可。

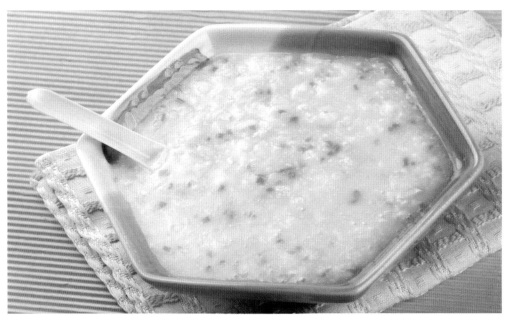

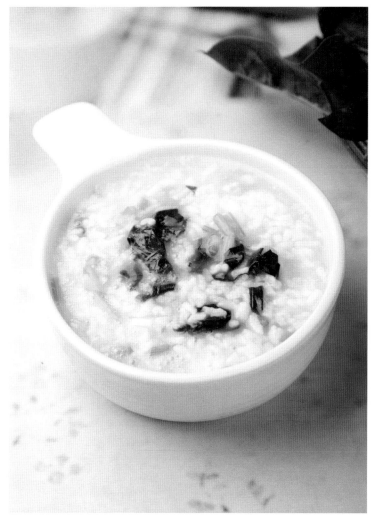

菠菜芹菜粥

■ 烹饪时间：37分钟　■ 营养功效：益气补血

原料

水发大米140克，菠菜60克，芹菜35克

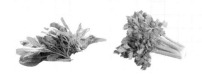

制作指导

菠菜切好后最好焯煮一下，这样能取出草酸，有利于饮食健康。

做法

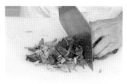

❶ 将洗净的菠菜切成段；洗好的芹菜切成丁，待用。

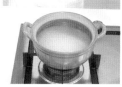

❷ 砂锅中注水烧开，放入洗净的大米，搅拌匀，使其散开。

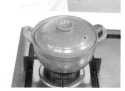

❸ 盖上盖，烧开后用小火煮约35分钟，至米粒变软。

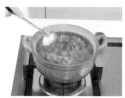

❹ 揭盖，倒入切好的菠菜，拌匀。

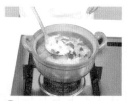

❺ 放入芹菜丁，拌匀，煮至断生，盛出装在碗中即成。

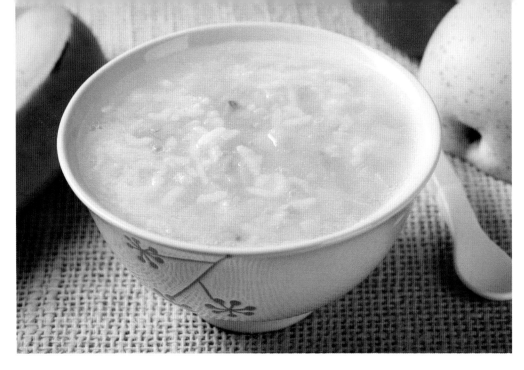

苹果梨香蕉粥

▎烹饪时间：37分钟 ▎营养功效：养心润肺

🌶 原料

水发大米80克，香蕉90克，苹果75克，
梨60克

🍴 做法

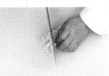

❶洗好的苹果切开，去核，削去果皮，切成小丁块。

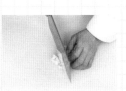

❷洗净的梨去皮，切成薄片，再切粗丝，改切成小丁。

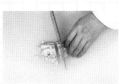

❸洗好的香蕉剥去皮，把果肉切成小丁块，剁碎，备用。

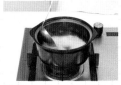

❹锅中注入适量清水烧开，倒入洗净的大米，拌匀。

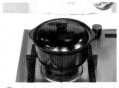

❺盖上锅盖，烧开后用小火煮约35分钟至大米熟软。

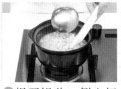

❻揭开锅盖，倒入切好的梨、苹果，再放入香蕉。

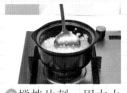

❼搅拌片刻，用大火略煮片刻。

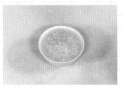

❽盛出煮好的水果粥，装入碗中即可。

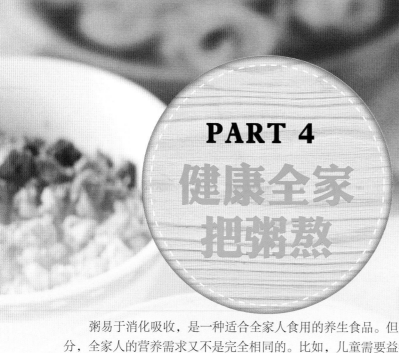

PART 4

健康全家
把粥熬

粥易于消化吸收，是一种适合全家人食用的养生食品。但是如果仔细区分，全家人的营养需求又不是完全相同的。比如，儿童需要益智健脑、增高助长，长辈需要滋养脾胃、补钙强身，女性需要美容养颜、补血活血，男性需要强身健体、健脑补肾。如果家里有孕产妇，那就又有不同的营养需求。

在本章中，我们就分别为您介绍适合儿童、长辈、女性、男性以及孕产妇的养生粥，并且配有相关人群的日常饮食注意事项，为你的营养滋补提供参考。

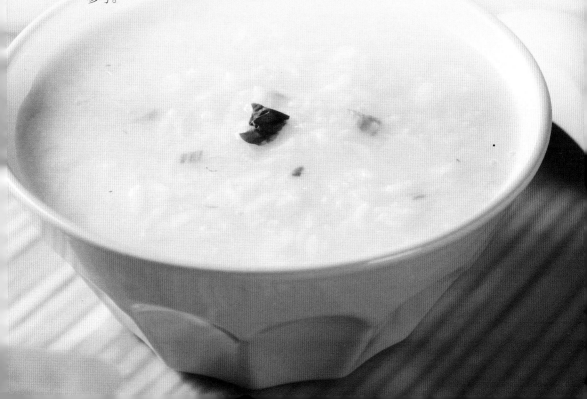

儿童养生粥

"若要小儿安，三分饥与寒"，意思就是说，在充分保证饮食营养的基础上，饮食量不能过多，如果超过了儿童自身的消化能力，就会造成疾病。那儿童要遵循怎样的饮食养生法则呢？孩子怎么喝粥才更营养健康呢？下文为您揭晓。

食物种类多样化，合理搭配

儿童正处在生长发育阶段，新陈代谢旺盛，对各种营养素的需要量相对高于成人，但其食量毕竟有限，于是需要家长为孩子选择多样化的食物，合理搭配，组成的平衡膳食，才能满足其身体和大脑对各种营养素的需要。

营养供给量要充足，促进身高发育

儿童生长发育需要的蛋白质最多，宜多吃肉、蛋、奶、鱼、禽类、豆制品等。随着年龄的增加，孩子对钙的需求量也会增加，为了使孩子能够长高，补钙尤为重要。补钙的最佳食品莫过于奶及奶制品，其中的维生素D还能促进钙的吸收和利用。

三餐合理分配，早餐一定吃好

儿童的胃容量小，消化能力尚未完全成熟，一次不能吃太多食物，故三餐需要合理分配营养。一旦进入学龄期，脑力活动会消耗大量的能量，对各类营养素的需要量加倍，此时早餐尤其重要。

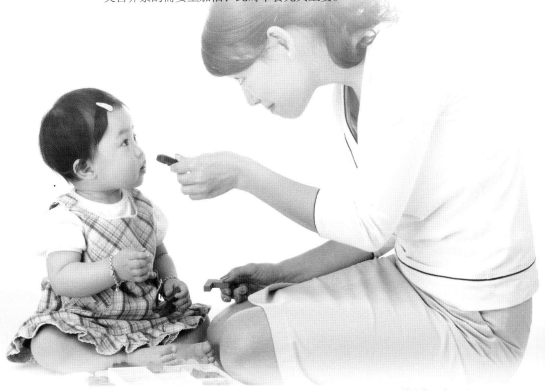

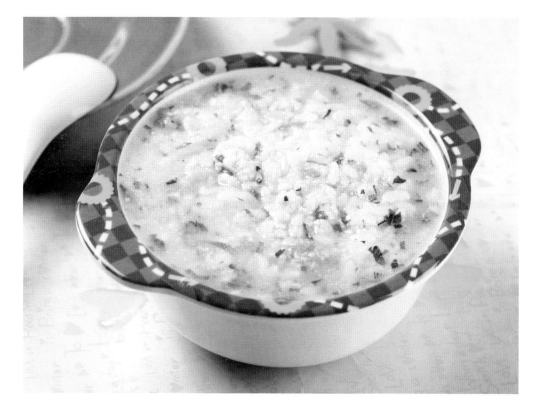

鱼肉菜粥

▎烹饪时间：32分钟　▎营养功效：补钙

🌶️ 原料

水发大米85克，草鱼肉60克，上海青50克

🍲 调料

盐少许，生抽2毫升，食用油适量

🍴 做法

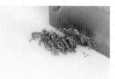

❶将洗净的上海青剁成末；洗好的草鱼肉去皮，切成肉丁。

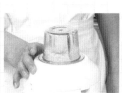

❷取榨汁机，将鱼肉丁绞至细末，即成鱼肉泥，待用。

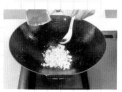

❸用油起锅，倒入鱼肉泥，翻炒松散，再淋入生抽，炒香。

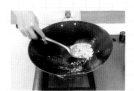

❹调入盐，翻炒至入味，盛出放在小碗中，待用。

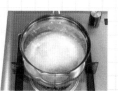

❺汤锅中注入适量清水烧开，放入洗净的大米。

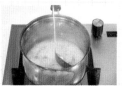

❻盖上盖子，煮熟，取下盖子，倒入炒熟的鱼肉泥，搅拌匀。

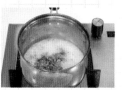

❼再放入上海青，续煮片刻至全部食材熟透即成。

✕ 做法

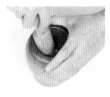

❶ 将榛子放入杵臼中，研磨成碎末，倒入小碟子中，备用。

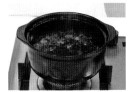

❷ 砂锅中注入适量清水烧开。

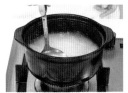

❸ 倒入洗净的大米，放入洗好的小米，搅拌均匀。

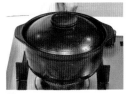

❹ 盖上盖，用小火煮至米粒熟透。

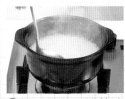

❺ 揭开锅盖，搅拌片刻，盛出装碗，放入榛子碎末，待稍微放凉后即可食用。

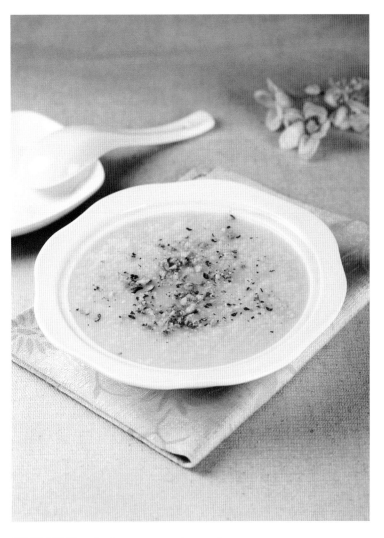

榛子小米粥

┃烹饪时间：42分钟　　┃营养功效：保肝护肾

🌶 原料

榛子45克，水发小米100克，水发大米150克

制作指导

搅拌米粥时，一定要搅拌至锅底，以免米粒粘锅，影响粥的品质。

土豆碎米糊

烹饪时间：2分钟 | **营养功效：开胃消食**

🌶 原料

土豆85克，大米65克

🍴 做法

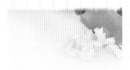
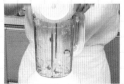
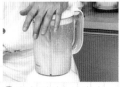
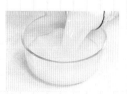

❶将去皮洗净的土豆切成丁，装盘备用。

❷取榨汁机，选择搅拌刀座组合，将土豆丁放入杯中。

❸向杯中加入清水，选择"搅拌"功能，将土豆榨成汁。

❹把榨好的土豆汁倒入碗中，备用。

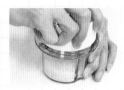
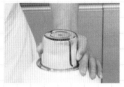
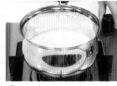
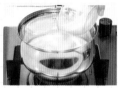

❺选择干磨刀座组合，将大米放入搅拌杯中，拧紧杯子与刀座，套在榨汁机上。

❻选择"干磨"功能，将大米磨成米碎，盛出，备用。

❼奶锅置于旺火上，倒入土豆汁，煮开后调成中火。

❽加入米碎，用汤勺持续搅拌，煮至成黏稠的米糊即可。

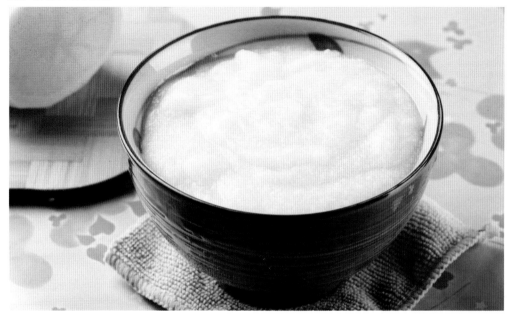

✕ 做法

❶将香蕉去皮，把果肉切成片，再切条形，改切成丁。

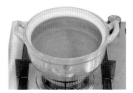

❷砂锅中注入适量清水烧热。

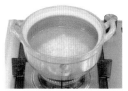

❸倒入洗好的燕麦。

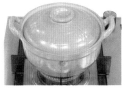

❹盖上盖，烧开后用小火煮至燕麦熟透。

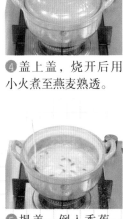

❺揭盖，倒入香蕉、枸杞拌匀，用中火煮5分钟。盛出即可。

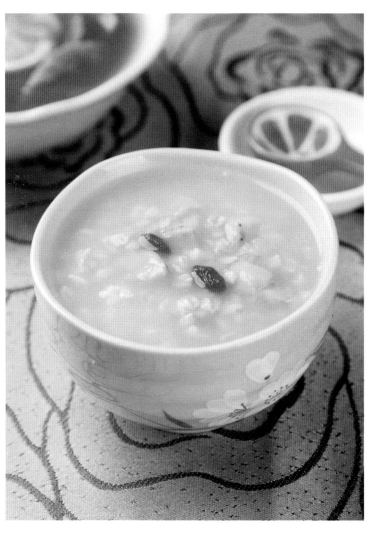

香蕉燕麦粥

▍烹饪时间：35分钟 ▍营养功效：清热解毒

🌶 原料

水发燕麦160克，香蕉120克，枸杞少许

制作指导

若使用燕麦片煮粥，则不能煮太长时间，以免营养被破坏。

蛋黄豆腐碎米粥

▎烹饪时间：3分钟　▎营养功效：增强免疫

🌶 原料

鸡蛋1个，豆腐95克，大米65克

🍲 调料

盐少许

🍴 做法

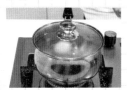

①汤锅中加入清水，放入鸡蛋，烧开后用小火煮至熟，取出。

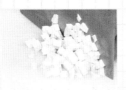

②洗好的豆腐切厚片，改切成丁。

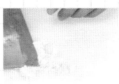

③将熟鸡蛋去壳，取出蛋黄，用刀将蛋黄压烂，备用。

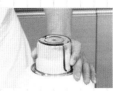

④取榨汁机，选干磨刀座组合，将大米放入杯中，磨成米碎。

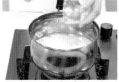

⑤汤锅中加入适量清水，倒入米碎。

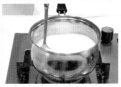

⑥拌煮一会，改用中火，用勺子持续搅拌2分钟，煮成米糊。

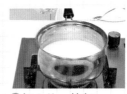

⑦加入盐，拌匀。

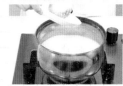

⑧倒入豆腐煮熟；把米糊倒入碗中，放入蛋黄即可。

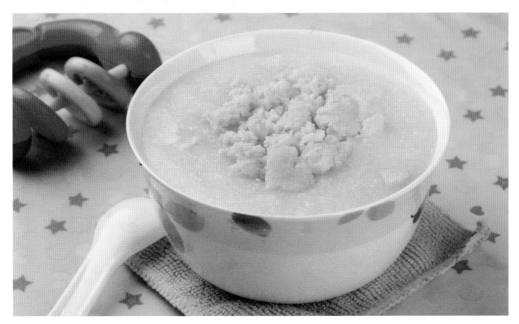

鲜奶玉米糊

| 烹饪时间：3分钟 | 营养功效：补钙

🌶️ 原料

牛奶120毫升，玉米片50克，猕猴桃55克，葡萄干15克

🍴 做法

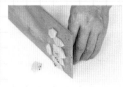
❶将去皮洗净的猕猴桃切成薄片。

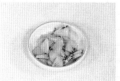
❷放在盘中，待用。

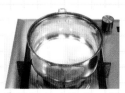
❸汤锅上火烧热，倒入备好的牛奶。

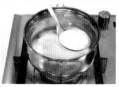
❹搅拌匀，用大火煮片刻。

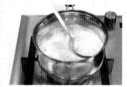
❺待牛奶将沸时撒入玉米片，搅拌匀，煮至其溶化。

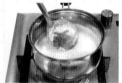
❻撒上洗净的葡萄干，拌匀、搅散，略煮片刻。

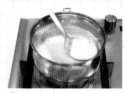
❼再倒入切片的猕猴桃，搅拌匀。

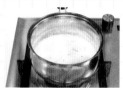
❽续煮一会至其析出营养物质即成。

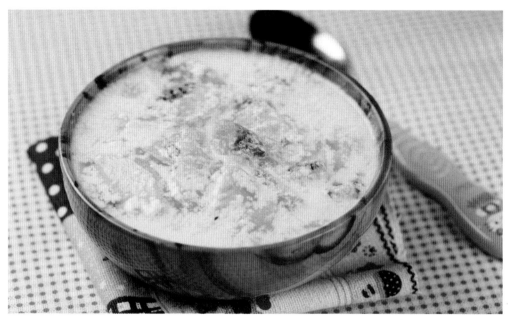

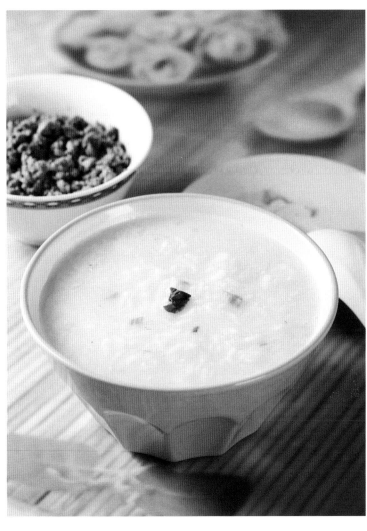

鳕鱼粥

▌烹饪时间：31分钟 ▌营养功效：增高助长

🌶 原料

鳕鱼肉120克，水发大米150克

🍲 调料

盐少许

制作指导

蒸鳕鱼的时间不宜太久，以免影响口感。

🍴 做法

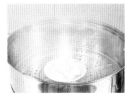

❶鳕鱼肉上蒸锅，用中火蒸至鱼肉熟，取出，放凉待用。

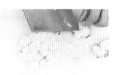

❷将鳕鱼肉置于案板上，压成泥状。

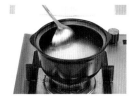

❸砂锅中注入适量清水烧开，倒入洗净的大米，搅拌均匀。

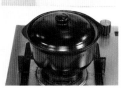

❹盖上锅盖，烧开后用小火煮约30分钟至大米熟软。

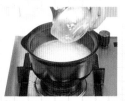

❺揭开锅盖，倒入鳕鱼肉拌匀，加盐拌匀，略煮片刻即可。

鱼松粥

烹饪时间：32分钟 | 营养功效：清热解毒

 原料

鲈鱼70克，上海青40克，胡萝卜25克，水发大米120克

 调料

盐、生抽、食用油各适量

🍴 做法

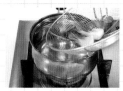

①锅中注水烧开，放入上海青，煮1分钟，捞出，备用。

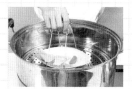

②把装好盘的鱼肉、胡萝卜用小火蒸熟，取出。

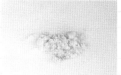

③鱼肉去皮，去骨，用刀把鱼肉剁碎。

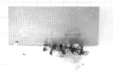

④上海青切成丝，改切成粒，剁碎。

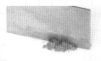

⑤把胡萝卜压烂，剁成泥状。

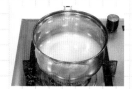

⑥锅中注水烧开，倒入大米煮熟，盛出，装入碗中。

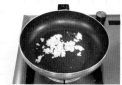

⑦用油起锅，倒入鱼肉，加少许盐、生抽，拌炒香。

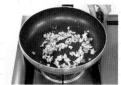

⑧加入上海青、胡萝卜，炒匀，盛放在粥上即可。

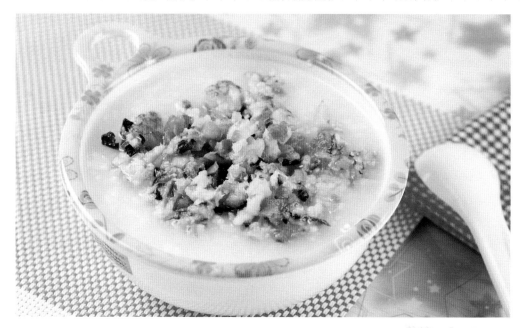

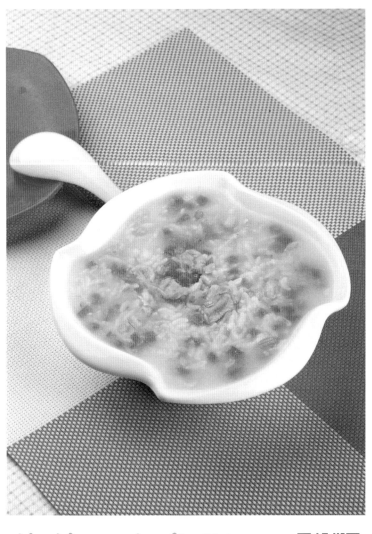

蔬菜三文鱼粥

| 烹饪时间：37分钟 | 营养功效：健脑益智

原料

水发大米120克，三文鱼120克，胡萝卜50克，芹菜20克

调料

盐3克，鸡粉3克，水淀粉3克，食用油适量

制作指导

腌渍三文鱼时，可以加入少许葱姜酒汁，能更好地去腥提鲜。

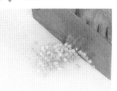

❶将洗净的芹菜切成粒；去皮洗好的胡萝卜切成粒。

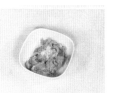

❷将三文鱼切片装碗，加盐、鸡粉、水淀粉，腌渍至入味。

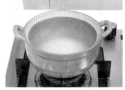

❸砂锅注水烧开，倒入水发大米，加食用油，煲至大米熟透。

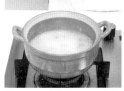

❹倒入切好的胡萝卜粒，慢火煮5分钟至食材熟烂。

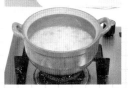

❺加入三文鱼、芹菜，拌匀煮沸，加盐、鸡粉调味即可。

✂ 做法

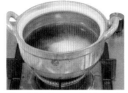

①砂锅注入适量清水烧热。

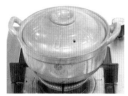

②倒入备好的黑米、大米，搅拌均匀。

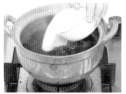

③盖上锅盖，烧开后用小火煮约30分钟。

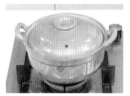

④揭开锅盖，倒入备好的椰汁，搅拌匀。

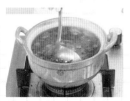

⑤盖上锅盖，续煮至食材熟透，揭盖，持续搅拌一会儿即可。

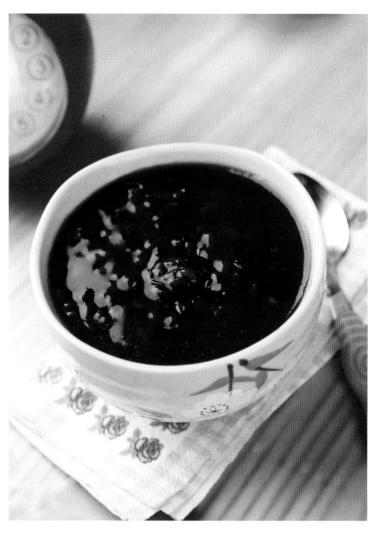

椰汁黑米粥

❙ 烹饪时间：41分钟　❙ 营养功效：增强免疫

🌶 原料

黑米50克，水发大米80克，椰汁175毫升

制作指导

黑米黏性较大，因此要多加些水以免粥太稠。

奶酪蘑菇粥

| 烹饪时间：32分钟 | 营养功效：保护视力

🌶 原料

肉末35克，口蘑45克，菠菜50克，奶酪
40克，胡萝卜40克，水发大米90克

🍲 调料

盐少许

🍴 做法

①将洗净的口蘑切成
丁；洗好的胡萝卜切
成片，再切成粒。

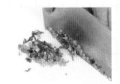

②洗净的菠菜切成
粒；奶酪切片，再切
成条。

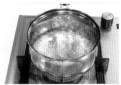

③汤锅中注入适量清
水，用大火烧开。

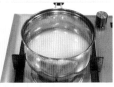

④倒入水发好的大
米，拌匀。

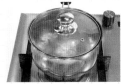

⑤放入切好的胡萝
卜、口蘑，搅拌匀。

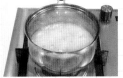

⑥盖上盖，烧开后转
小火煮30分钟至大米
熟烂。

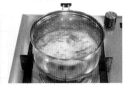

⑦揭盖，倒入肉末，
拌匀，再下入菠菜，
拌匀，煮至沸腾。

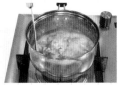

⑧放入少许盐，拌匀
调味，盛入碗中，放
上奶酪即可。

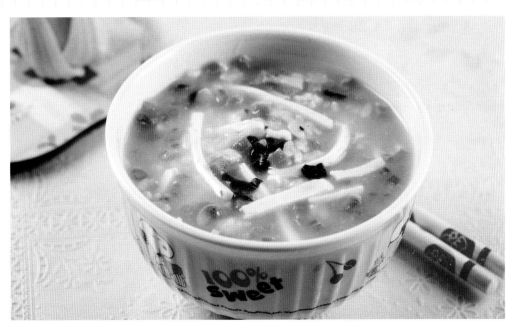

✗ 做法

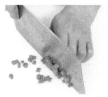

❶将洗净的胡萝卜切成粒；洗好的香菇切片，改切成粒。

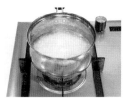

❷汤锅中注水，用大火烧开，倒入水发好的大米，拌匀。

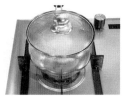

❸盖上盖，用小火煮20分钟至大米熟软。

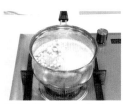

❹揭盖，倒入香菇、胡萝卜、玉米、青豆，煮至食材熟透。

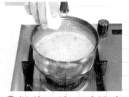

❺揭盖，放入适量冰糖，搅拌匀，煮至冰糖完全溶化即可。

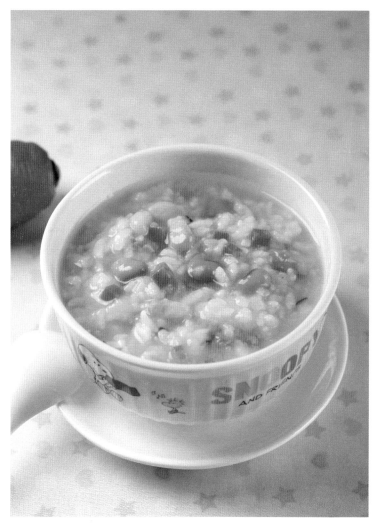

五色粥

▌烹饪时间：40分30秒   ▌营养功效：增强记忆力

🌶 原料

玉米粒50克，青豆65克，鲜香菇20克，胡萝卜40克，水发大米100克，冰糖35克

制作指导

青豆和玉米粒也可以切碎，更利于熟透，并且有助于宝宝吸收消化。

肉糜粥

烹饪时间：2分钟 ┃ 营养功效：增强免疫

原料

瘦肉600克，小白菜45克，大米65克

调料

盐2克

做法

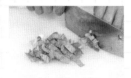

①将洗净的小白菜切成段；洗好的瘦肉切成片。

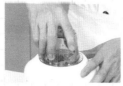

②取榨汁机，选用绞肉刀座组合，把肉片放入杯中搅成泥状。

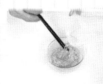

③把搅打好的肉泥盛出，加入适量水调匀，备用。

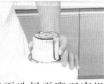

④再选择干磨刀座组合，将大米磨成米碎，装碗加水，调成米浆。

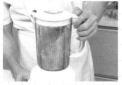

⑤选择搅拌刀座组合，把小白菜榨成汁，盛出。

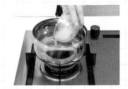

⑥锅置火上，倒入小白菜汁，煮沸，加入肉泥，搅拌一会。

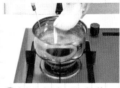

⑦倒入调好的米浆，用勺子持续搅拌45秒，煮成米糊。

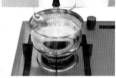

⑧调入适量盐，继续搅拌至入味即可。

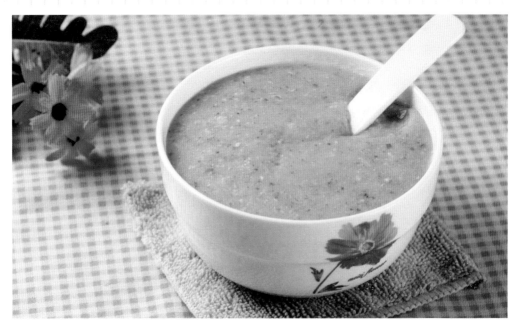

老年人养生粥

健康长寿，是每个人尤其是老年人的美好愿望。随着年龄的增长，老年人机体逐渐衰弱，免疫能力逐渐变弱，新陈代谢能力也逐渐变慢，因此，病痛多了，行动慢了，精力大不如以前了。那么，老年朋友们应如何通过健康、科学的饮食保健身体，延年益寿呢?

饮食宜热：老年人的抵抗力差，胃肠黏膜已发生退行性变化，胃酸及各种消化酶的分泌逐步减少，使消化功能下降。如吃冷食，可引起胃壁血管收缩，供血减少，并反射性引起其他内脏血循环量减少，不利健康。因此，老年人的饮食应稍热一些，以适口进食为宜。

蔬菜宜多：新鲜蔬菜不仅含有丰富的维生素C和矿物质，还有较多的纤维素，对保护心血管和防癌、防便秘有重要作用，老年人每天的蔬菜摄入量应不少于250克。

食物宜杂："杂"指粗细粮要合理搭配，主食品种要多样化。由于谷类、豆类、鱼肉类等食品的营养成分不同，多种食物的合理搭配有利于各种营养物质的互补和吸收。

饭菜宜软：老年人牙齿常有松动和脱落，咀嚼肌变弱，消化液和消化酶分泌量减少，胃肠消化功能降低，因此，饭菜质地以软烂为好。

质量宜好：老年人体内代谢以分解代谢为主，需用较多的蛋白质来补偿组织蛋白的消耗。如多吃些鸡肉、鱼肉、瘦猪肉以及豆类制品。

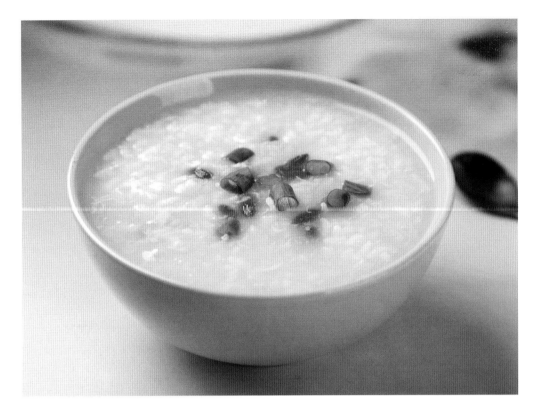

枸杞蛋花粥

▌烹饪时间：52分钟 ▌营养功效：保护视力

🌶️ 原料

大米250克，枸杞3克，鸡蛋1个，葱花少许

🍲 调料

盐1克

🍴 做法

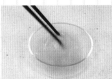

❶取一个碗，打入鸡蛋，搅散，制成蛋液，待用。

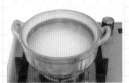

❷砂锅中注入适量清水烧开，倒入洗好的大米。

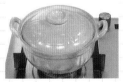

❸盖上盖，用大火煮开后转小火煮40分钟。

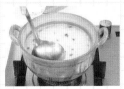

❹揭盖，倒入枸杞，煮至食材熟透。

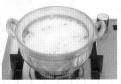

❺加入少许盐拌匀。

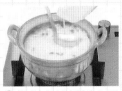

❻往锅中缓缓倒入蛋液，并不停搅拌，

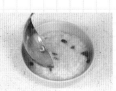

❼关火后盛出煮好的粥，装入碗中，撒上葱花即可。

肉末西葫芦粥

| 烹饪时间：41分钟 | 营养功效：降低血压

原料

西葫芦120克，肉末100克，水发大米100克，葱花少许

调料

盐2克，鸡粉2克，芝麻油2毫升

做法

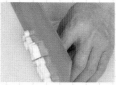

❶洗好的西葫芦切成片，改切成丁。

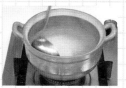

❷砂锅中注入适量清水烧开，倒入洗净的大米，搅拌匀。

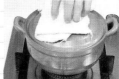

❸盖上盖，烧开后用小火煮30分钟，至大米熟软。

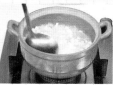

❹揭开盖，倒入切好的西葫芦，搅拌匀。

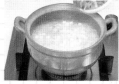

❺放入肉末拌匀，盖上盖，用小火再煮至全部食材熟透。

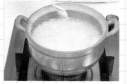

❻揭盖，放入适量盐、鸡粉。

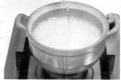

❼淋入芝麻油，搅拌均匀。

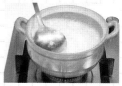

❽快速搅动粥其实更入味，盛出装入碗中，撒上葱花即可。

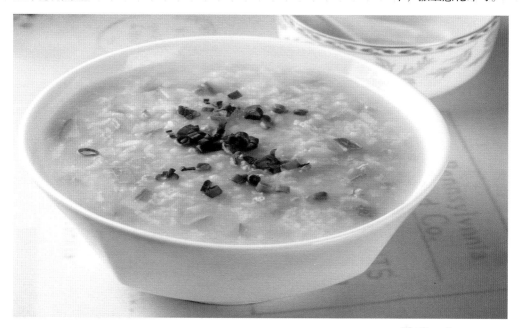

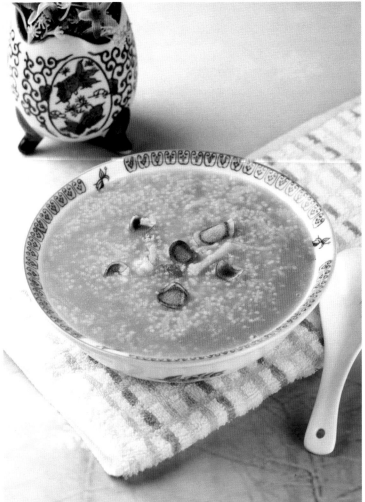

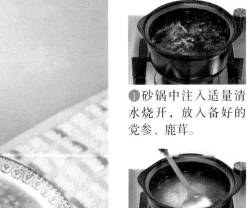
①砂锅中注入适量清水烧开，放入备好的党参、鹿茸。

②倒入洗净的大米、小米，搅拌匀。

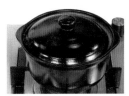

③盖上盖，用小火煮1小时至食材熟透。

④揭开盖，放入适量红糖。

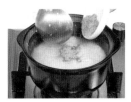

⑤搅拌均匀，略煮片刻至红糖溶化，盛出，装入碗中即可。

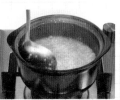

鹿茸小米粥

▌烹饪时间：62分钟 ▌营养功效：保肝护肾

原料

水发大米150克，水发小米100克，鹿茸7克，党参15克

调料

红糖40克

制作指导

鹿茸也可研成碎末后再煮粥。

板栗牛肉粥

| 烹饪时间：37分钟 | 营养功效：保肝护肾

 原料

水发大米120克，板栗肉70克，牛肉片60克

调料

盐2克，鸡粉少许

做法

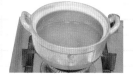

①砂锅中注入适量清水烧热。

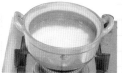

②倒入洗净的大米，搅匀。

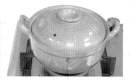

③盖上盖，烧开后用小火煮约15分钟。

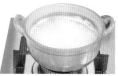

④揭盖，再倒入洗好的板栗，拌匀。

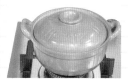

⑤再盖上盖，用中小火煮约20分钟，至板栗熟软。

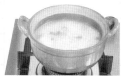

⑥揭盖，倒入备好的牛肉片，拌匀。

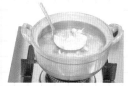

⑦加入少许盐、鸡粉，搅拌匀，用大火略煮，至肉片熟透。

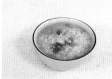

⑧关火后盛出煮好的粥，装入碗中即成。

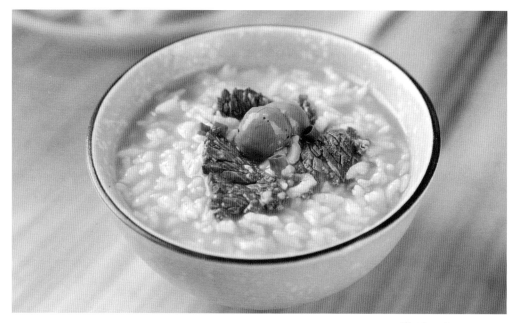

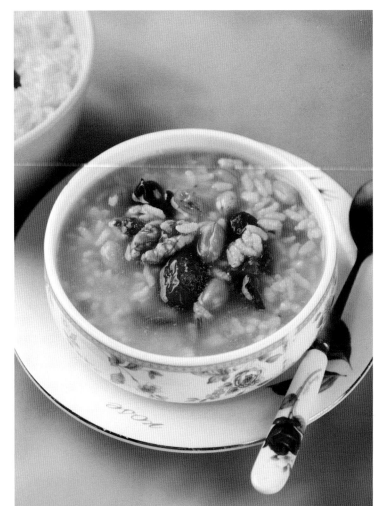

安神补脑粥

■ 烹饪时间：42分钟　■ 营养功效：益智健脑

🌶 原料

水发大米170克，花生米75克，葡萄干35克，水发木耳50克，核桃仁、红枣各适量

🍲 调料

冰糖适量

制作指导

花生米可用温水泡约2小时，这样能缩短烹饪的时间。

❶ 砂锅中注入适量清水烧热，倒入洗净的大米。

❷ 放入洗好的木耳，倒入花生米、核桃仁，拌匀。

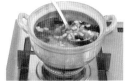

❸ 加入备好的葡萄干，放入洗净的红枣，搅拌匀。

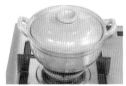

❹ 盖上盖，烧开后用小火煮约40分钟至食材熟透。

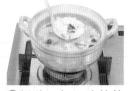

❺ 揭盖，加入冰糖拌匀，煮至溶化，盛出装碗即成。

✕ 做法

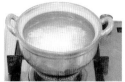

❶砂锅中注入适量清水烧热，倒入洗好的小麦、大米，拌匀。

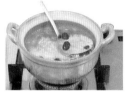

❷放入洗过的桂圆肉、红枣，拌匀。

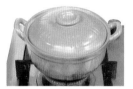

❸盖上盖，用大火煮开后转小火煮40分钟至食材熟透。

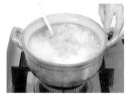

❹揭盖，加入白糖，拌匀，煮至溶化。

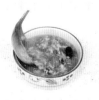

❺关火后盛出煮好的粥，装入碗中，待稍微放凉后即可食用。

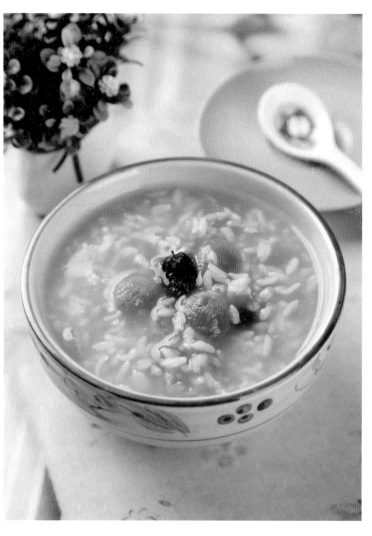

红枣小麦粥

▌烹饪时间：42分钟　　▌营养功效：益气补血

🌶 原料
大米200克，小麦200克，桂圆肉15克，红枣10克

🍲 调料
白糖3克

制作指导

大米和小麦可以先泡发后再煮，这样更容易煮熟。

紫薯桂圆小米粥

▌烹饪时间：51分钟 ▌营养功效：美容养颜

🌶 原料

紫薯200克，桂圆肉30克，水发小米150克

🍴 做法

 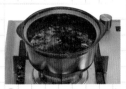 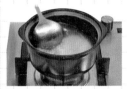 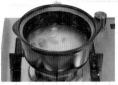

❶将洗好去皮的紫薯切厚块，再切条，改切成丁，备用。

❷砂锅中注入适量清水烧开。

❸倒入洗净的小米，搅拌均匀。

❹加入洗好的桂圆肉，拌匀。

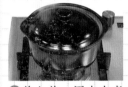 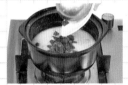 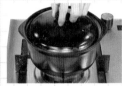 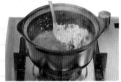

❺盖上盖，用小火煮约30分钟。

❻揭开锅盖，放入切好的紫薯，拌匀。

❼再盖上盖，用小火续煮至食材熟透。

❽揭开锅盖，轻轻搅拌一会儿即可。

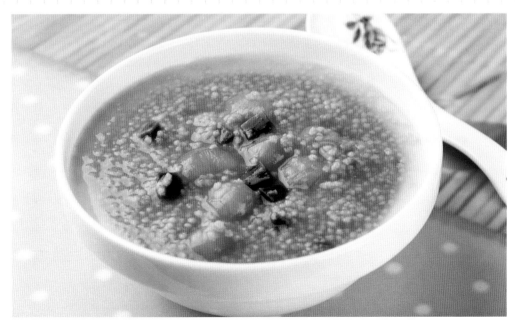

✖ 做法

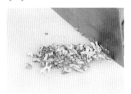

❶将核桃仁切碎。

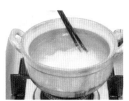

❷砂锅中注入适量清水烧热，倒入洗好的大米，拌匀。

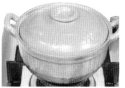

❸盖上盖，用大火煮开后转小火煮40分钟至大米熟软。

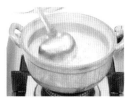

❹揭盖，倒入切碎的核桃仁，拌匀，略煮片刻。

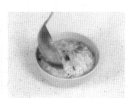

❺关火后盛出煮好的粥，装入碗中，待稍微放凉后即可食用。

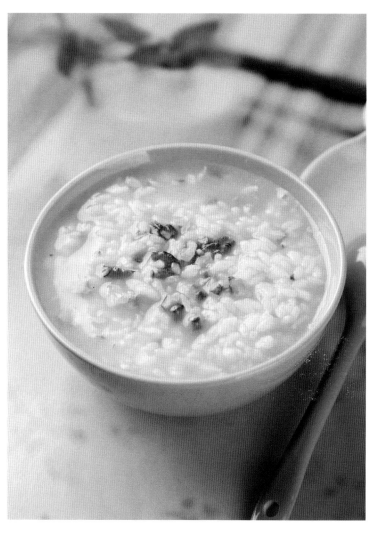

核桃仁粥

▌烹饪时间：42分钟 ▌营养功效：益智健脑

🌶 原料

核桃仁10克，大米350克

制作指导

大米可以先用水浸泡20分钟，这样更容易熬煮至熟。

枣泥小米粥

┃烹饪时间：22分钟 ┃营养功效：安神助眠

🌶 原料

小米85克，红枣20克

🍴 做法

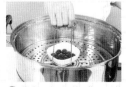

❶蒸锅上火烧沸，放入装有红枣的盘子。

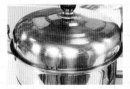

❷盖上锅盖，用中火蒸至红枣变软。

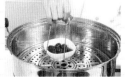

❸揭开锅盖，取出蒸好的红枣，凉凉。

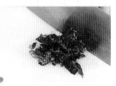

❹将放凉的红枣切开，取出果核，再切碎，剁成细末。

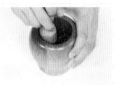

❺再将红枣末倒入杵臼中，捣成红枣泥，盛出待用。

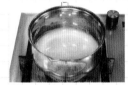

❻汤锅中注水烧开，倒入洗净的小米，搅拌使米粒散开。

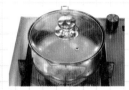

❼盖上盖子，用小火煮至米粒熟透。

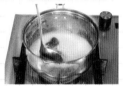

❽取下盖子，再加入红枣泥，搅拌匀，续煮片刻至沸腾即成。

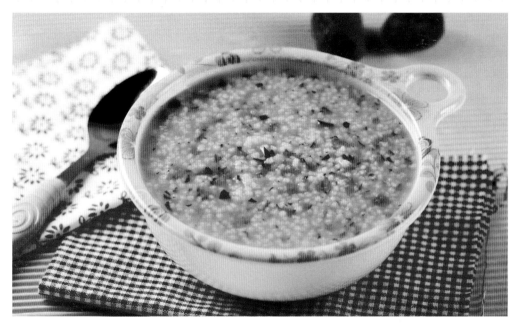

鲈鱼嫩豆腐粥

| 烹饪时间：3分钟 | 营养功效：增强记忆力

 原料

鲜鲈鱼100克，嫩豆腐90克，大白菜85克，大米60克

 调料

盐少许

做法

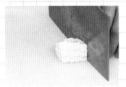

①洗好的豆腐切块；鲈鱼去骨和鱼皮；洗净的大白菜剁成末。

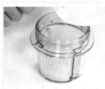

②取榨汁机，选择干磨刀座组合，将大米磨成米碎，盛出。

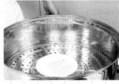

③将装有鱼肉的小蝶放入烧开的蒸锅中，蒸至鱼肉熟透。

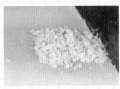

④揭盖，把蒸熟的鱼块取出，剁成末，装入碗中，待用。

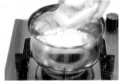

⑤汤锅中注入适量清水，倒入米碎，用勺子拌煮半分钟。

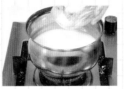

⑥调成中火，倒入鱼肉泥，搅拌一会。

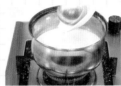

⑦加入备好的大白菜末，持续拌煮约2分钟至熟透。

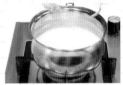

⑧加入适量盐，拌匀调味，倒入豆腐，搅碎，煮至熟透即可。

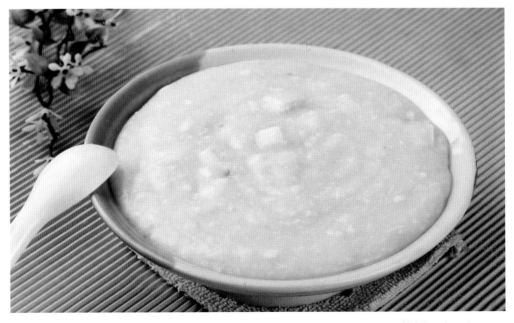

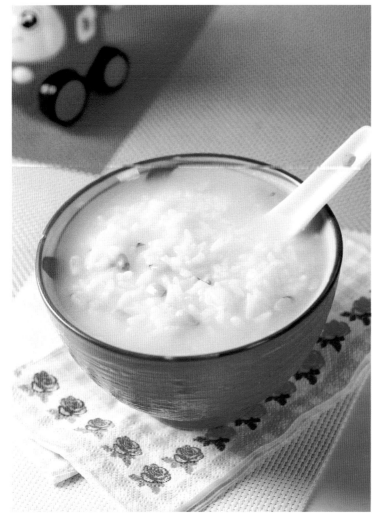

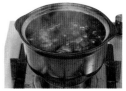
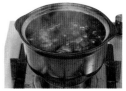

❶砂锅中注入适量清水烧开。

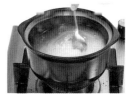

❷倒入洗净的大米，搅拌匀。

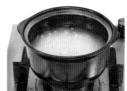

❸加入备好的松子，拌匀。

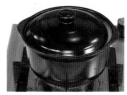

❹盖上锅盖，烧开后用小火煮30分钟至食材熟透。

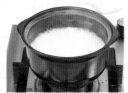

❺揭开锅盖，加入适量白糖，搅拌煮至白糖溶化即可。

松子仁粥

 烹饪时间：32分钟 ┃ 营养功效：益智健脑

原料

发水大米110克，松子35克

调料

白糖4克

制作指导

将松子捣成末再煮，口感会更佳。

青年女性养生粥

随着年龄的增长，女性荷尔蒙的分泌日渐减少，皮肤的弹性丧失，结果细纹、皱纹、粗糙、斑点等困扰持续出现。抗衰老一直是人们最重视的问题，然而，想要维持美丽不仅需要外在调理，而且还要内在调理，日常的饮食显得尤为重要。

和孩子一样喝奶

一天喝三杯酸奶的女人，会比没喝酸奶的人多消耗60%的脂肪。酸奶里丰富的钙离子充当着催化剂，使身体能更快地燃烧脂肪。酸奶搭配豆腐，蔬菜，谷类食品食用，会更好地发挥效果。

饮食宜粗不宜细

经常吃健康，未经加工过的水果蔬菜、全麦面包比那些食用加工过的淀粉食品多消耗80%的热量，未经加工食品中的纤维是直接被人体所吸收，而加工过的纤维却是分解成糖分被人体所吸收。随着体内糖分的增加，也会使胰岛素吸附脂肪的能力增加，从而使体内的脂肪堆积。

餐前餐后多补充水分

饭前饭后都应补充大量的水分。身体缺水时，新陈代谢的水平，会比原先降低减少2%。这时候避免喝茶、苏打水、咖啡等含有咖啡因的饮料。在咖啡因的作用下，身体只会吸收一半的水分。

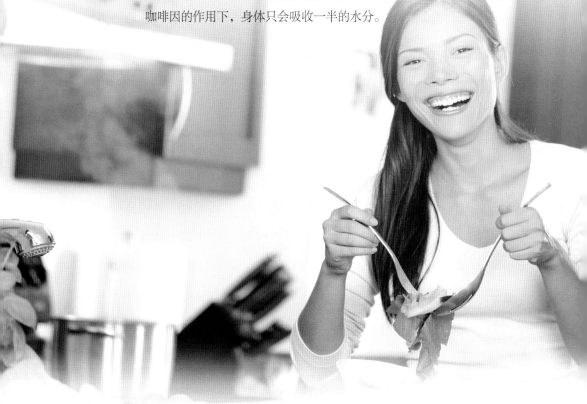

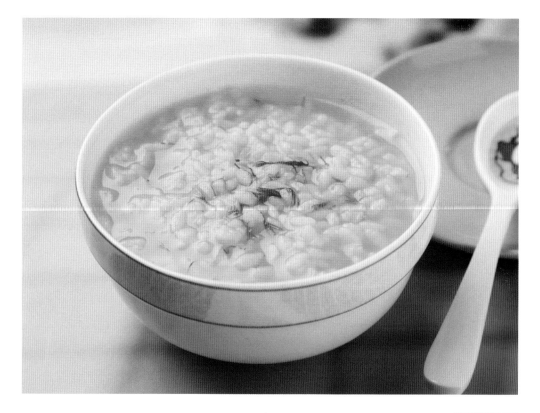

当归红花补血粥

| 烹饪时间：52分钟 | 营养功效：保护视力

🌶 原料

大米200克，红花、黄芪、当归、川芎各5克

🍲 调料

白糖5克

🍴 做法

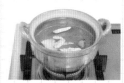

❶砂锅中注入适量清水，放入备好的川芎、当归、黄花。

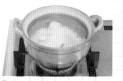

❷用大火煮开后倒入洗好的大米。

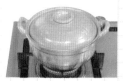

❸盖上盖，用大火煮开后转小火煮30分钟。

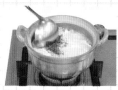

❹揭盖，倒入备好的红花，拌匀。

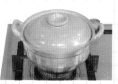

❺再盖上盖，续煮30分钟至食材熟透。

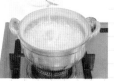

❻揭盖，加入少许白糖，拌匀即可。

参芪桂圆粥

烹饪时间：67分钟 ┃ 营养功效：益气补血

 原料

枸杞6克，黄芪10克，桂圆肉15克，党参15克，大米200克

做法

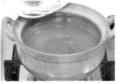

❶砂锅中注入适量清水烧热，放入党参、黄芪，拌匀。

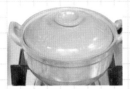

❷盖上盖，用大火煮10分钟至药材析出有效成分。

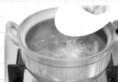

❸揭盖，倒入洗好的大米，拌匀。

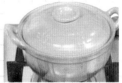

❹盖上盖，用大火煮开后转小火煮40分钟至大米熟软。

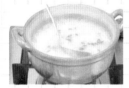

❺揭盖，倒入桂圆肉、枸杞，拌匀。

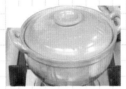

❻盖上盖，用中火煮15分钟至食材熟透。

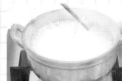

❼揭盖，拣出黄芪。

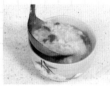

❽盛出煮好的粥，装入碗中，待稍微放凉后即可食用。

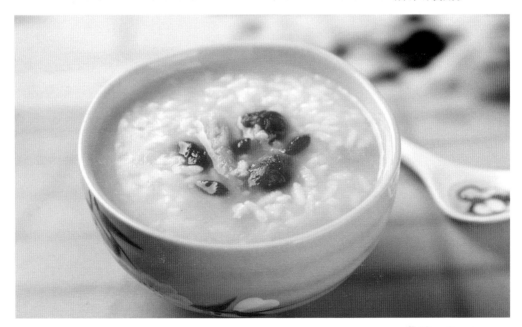

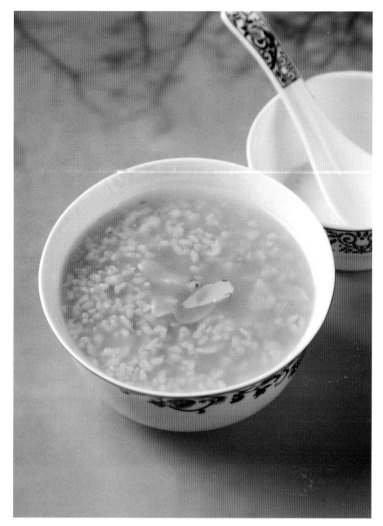

百合糙米粥

▌烹饪时间：92分钟　▌营养功效：养心润肺

原料

糙米150克，贝母5克，麦冬5克，干百合5克

调料

白糖适量

制作指导

百合可以先用水泡一会儿，能有效避免煮出来的粥发苦。

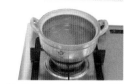

❶砂锅中注入适量清水，用大火烧开。

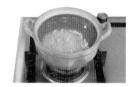

❷倒入备好的贝母、麦冬、百合、糙米，搅匀。

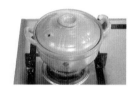

❸盖上锅盖，烧开后转小火煮约90分钟至食材熟软。

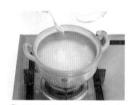

❹揭开锅盖，加入少许白糖。

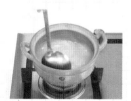

❺持续搅拌片刻，至食材入味，将煮好的粥盛出，装碗即可。

牛奶桂圆燕麦西米粥

| 烹饪时间：32分钟 | 营养功效：美容养颜

🌶 原料

燕麦50克，西米60克，桂圆肉25克，牛奶200毫升

🍲 调料

白糖25克

🍴 做法

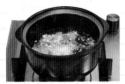

①锅中注水烧开，放入燕麦、西米、桂圆肉，搅拌均匀。

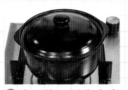

②盖上盖，用小火煮30分钟至食材熟透。

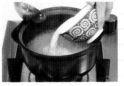

③揭开盖，倒入牛奶拌匀，煮至沸。

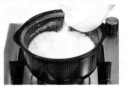

④加入白糖。

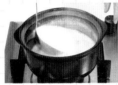

⑤搅拌均匀，续煮至其溶化。

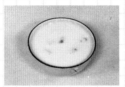

⑥关火后盛出煮好的粥，装入碗中即可。

制作指导

清水要一次性加足，中途不能再加水。

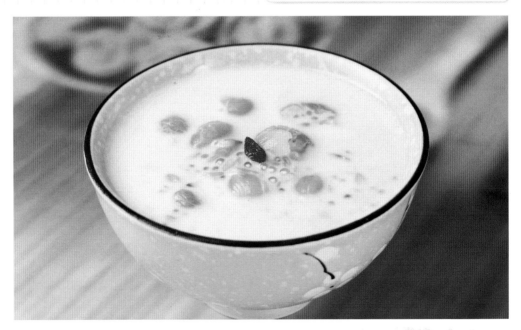

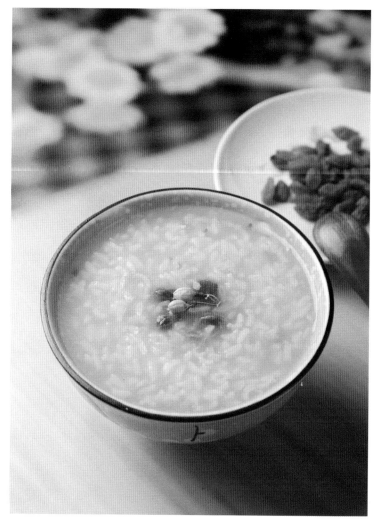

 做法

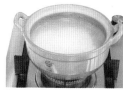

❶砂锅中注入清水，倒入洗好的糯米。

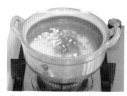

❷放入备好的葡萄干、茉莉花，拌匀。

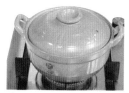

❸盖上盖，用大火煮开后转小火煮50分钟至熟。

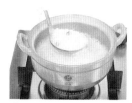

❹揭盖，放入白糖，拌匀，煮至溶化。

葡萄干茉莉糯米粥

▌烹饪时间：52分钟 ▌营养功效：益气补血

原料
水发糯米200克，葡萄干10克，茉莉花少许

调料
白糖适量

制作指导

将葡萄干切碎后再煮，粥的口感会更佳。

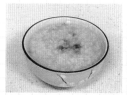

❺关火后盛出煮好的粥，装入碗中即可。

✄ 做法

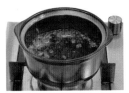

❶砂锅中注入适量清水烧开。

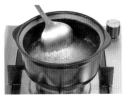

❷倒入洗好的大米、糙米、荞麦，用勺搅拌均匀。

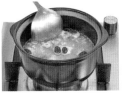

❸放入备好的红枣、桂圆肉、燕麦、枸杞，搅拌匀。

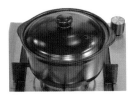

❹盖上盖，用小火煮约40分钟。

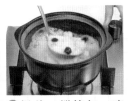

❺揭盖，搅拌匀，略煮片刻，盛出煮好的粥，装入碗中即可。

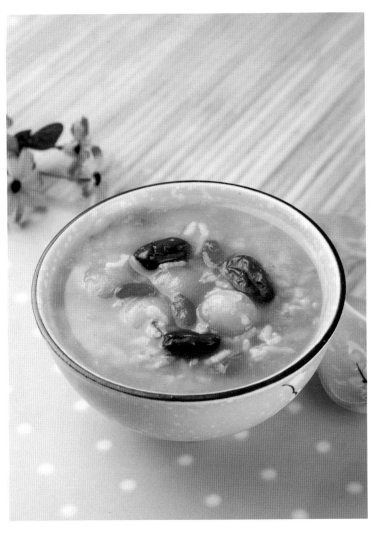

红枣桂圆麦粥

| 烹饪时间：42分钟 | 营养功效：开胃消食

🌶 原料

红枣30克，桂圆肉25克，燕麦40克，枸杞8克，水发荞麦60克，水发糙米70克，水发大米150克

制作指导

荞麦要提前浸泡，这样煮出的粥才会更软糯。

玫瑰薏米粥

▎烹饪时间：31分钟 ▎营养功效：降低血压

🌶 原料

水发大米90克，水发薏米、水发小米各80克，红糖50克，玫瑰花6克

🍴 做法

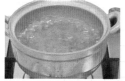 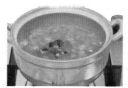 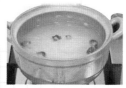 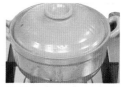

❶砂锅中注入适量清水烧开。

❷放入洗净的玫瑰花，拌匀。

❸倒入洗好的大米、薏米、小米，搅拌匀，使米粒散开。

❹盖上盖，烧开后用小火煮约30分钟，至食材熟透。

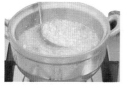 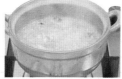 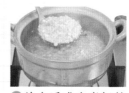 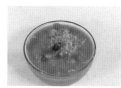

❺揭盖，倒入备好的红糖，快速搅拌匀。

❻转中火，再煮一会儿，至糖分完全溶于米粥中。

❼关火后盛出煮好的米粥。

❽装入汤碗中，待稍微冷却后即可食用。

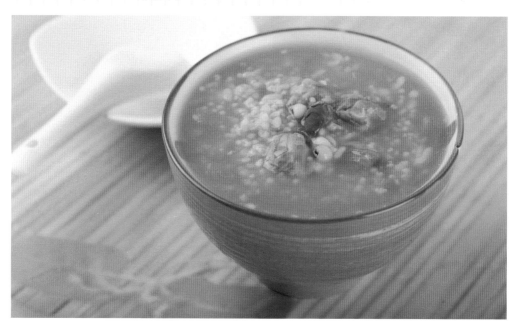

✂ 做法

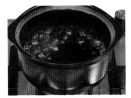

❶砂锅中注入适量清水烧开。

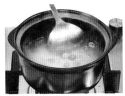

❷放入洗净的糯米、桂圆，搅拌均匀。

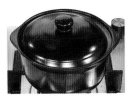

❸盖上盖，用小火煮30分钟至其熟透。

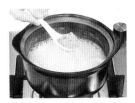

❹揭盖，加入红糖。

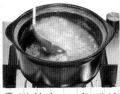

❺搅拌匀，煮至溶化，盛出煮好的粥，装入碗中即可。

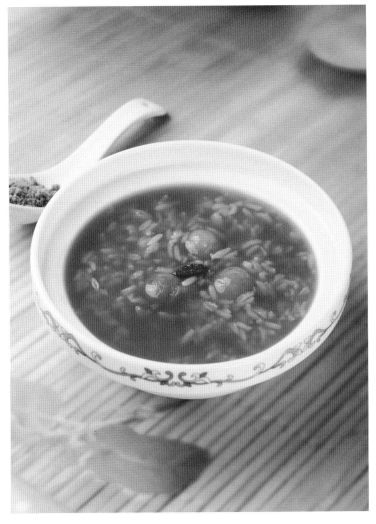

糯米桂圆红糖粥

▌烹饪时间：32分钟　　▌营养功效：美容养颜

🌶 原料
桂圆肉35克，水发糯米150克

🍲 调料
红糖40克

制作指导

红糖不宜加太多，因产妇运动少，红糖食用过多易在体内转化为脂肪，导致肥胖。

益母草瘦肉红米粥

▮ 烹饪时间：51分钟 ▮ 营养功效：增强免疫

🌶 原料

水发大米120克，水发红米80克，猪瘦肉50克，益母草少许

🍴 做法

❶洗好的猪瘦肉切片，再切条形，改切成丁，待用。

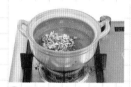

❷砂锅中注入适量清水烧开，倒入备好的益母草，搅匀。

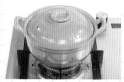

❸盖上锅盖，烧开后用小火煮约20分钟至其析出有效成分。

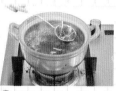

❹揭开锅盖，捞出益母草。

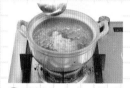

❺再倒入瘦肉，搅拌匀，煮至变色。

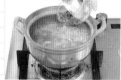

❻倒入红米、大米，搅拌均匀。

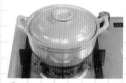

❼盖上锅盖，烧开后用小火煮约30分钟至食材熟透。

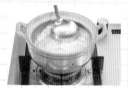

❽揭开锅盖，搅拌均匀即可。

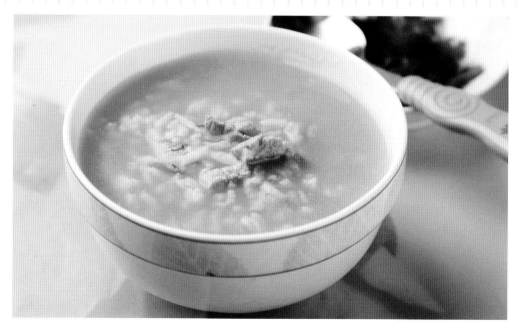

酸枣仁粥

烹饪时间：72分钟 ┃ 营养功效：开胃消食

 原料

酸枣仁10克，大米250克

做法

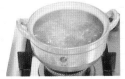

①砂锅中注入适量清水，用大火烧热。

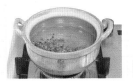

②倒入酸枣仁。

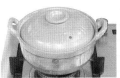

③盖上锅盖，烧开后转小火煮30分钟至其析出有效成分。

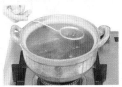

④揭开锅盖，将酸枣仁捞干净。

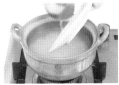

⑤倒入备好的大米，搅匀。

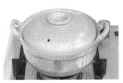

⑥盖上锅盖，烧开后用小火煮40分钟至大米熟软。

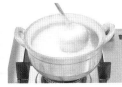

⑦揭开锅盖，用勺搅拌均匀。

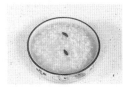

⑧关火后将煮好的粥盛出，装碗即可。

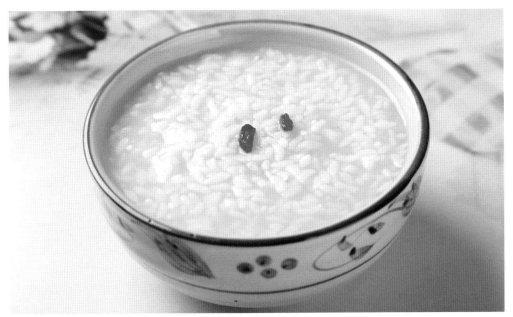

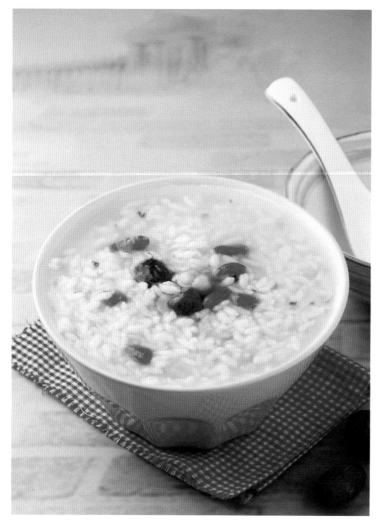

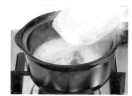
❶砂锅中注水烧开，倒入洗净的大米拌匀，使米粒散开。

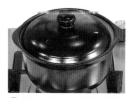

❷盖上盖，煮沸后用小火煮约40分钟至大米熟透。

❸揭盖，倒入备好的榛子仁、枸杞、桂花，拌匀。

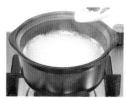

❹盖上盖，续煮15分钟至米粥浓稠。

榛子枸杞桂花粥

▌烹饪时间：56分钟 ▌营养功效：开胃消食

 原料

水发大米200克，榛子仁20克，枸杞7克，桂花5克

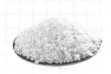
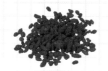

制作指导

大米不宜泡太久，以免流失营养成分。

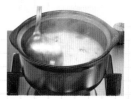

❺揭盖，搅拌均匀，将煮好的粥装入碗中即可。

青年男性养生粥

男性养生保健不仅关系到男人的自身健康，而且也关系到整个家庭的幸福。在男人的潜意识里，自己是家庭的顶梁柱，是强壮的，所以用心专注事业，往往会忽视健康的隐患。因此，男性养生保健不可忽视。

含锌食物不能缺

锌是人体酶的活性成分，能促进性激素的生成，可以保持男性的性能力。如果锌缺乏可以引起精子数量减少，精子畸形增加以及性功能减退。建议每天摄入锌11毫克左右。

含镁的食物不可少

镁有助于调节人的心脏活动、降低血压、提高男性的生育能力。建含镁较多的食物有大豆、马铃薯、核桃仁、燕麦粥、绿叶菜和海产品。

富含维生素A的食品要适量

维生素A有助于提高免疫力，保护视力，预防癌症。一个成年男性每天需要摄入700微克维生素A。

强精固肾类食物

海藻含藻胶酸、甘露醇、钾、碘及多种微量元素，与淡菜、牡蛎等生长于海藻间的贝类海鲜食品，均具有补虚益精、温肾散寒的功效，对防治肾虚、早泄、精力不足均有效。

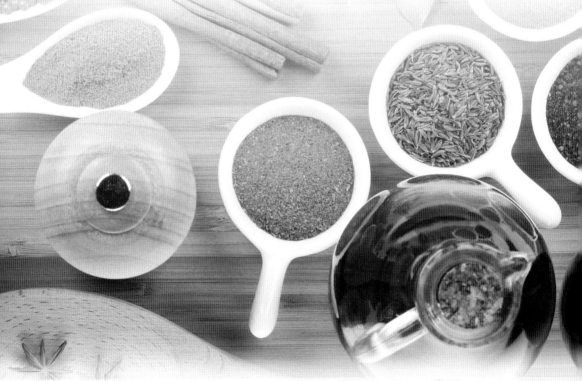

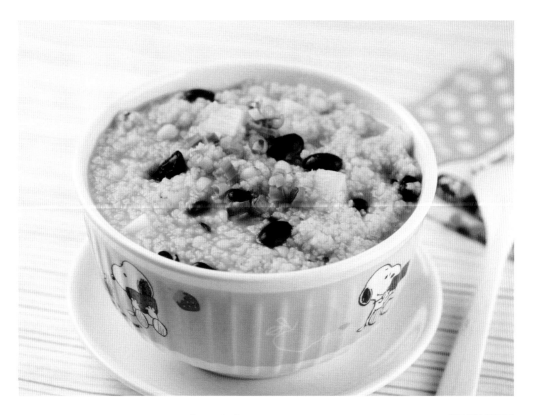

山药黑豆小米粥

▌烹饪时间：47分钟 ▌营养功效：保肝护肾

原料

小米70克，山药90克，水发黑豆80克，水发薏米45克，葱花少许

调料

盐2克

做法

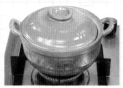

❶将洗净去皮的山药切片，再切条，改切成丁。

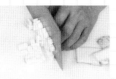

❷锅中注水烧开，倒入黑豆、薏米，用锅勺搅拌均匀。

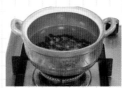

❸倒入小米，将食材快速搅拌均匀。

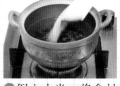

❹盖上锅盖，烧开后用小火煮熟软。

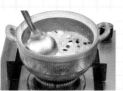

❺揭开锅盖，放入山药，搅拌均匀。

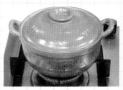

❻盖上盖，续煮15分钟，至全部食材熟透。

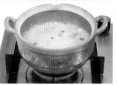

❼揭开锅盖，放入盐拌至入味，盛出装碗，放上葱花即可。

菟石补肾粥

| 烹饪时间：60分钟　| 营养功效：保肝护肾

🥄 原料

水发大米120克，菟丝子、石菖蒲、补骨脂各少许

🍴 做法

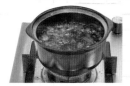

❶砂锅中注入适量清水烧开。

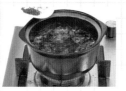

❷放入备好的菟丝子、石菖蒲、补骨脂，拌匀。

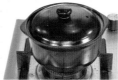

❸盖上锅盖，烧开后用小火煮20分钟至药材析出有效成分。

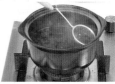

❹揭开锅盖，捞出煮好的药材。

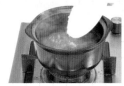

❺倒入洗净的大米，拌匀。

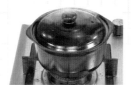

❻盖上锅盖，烧开后用小火煮30分钟至大米熟透。

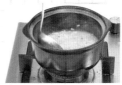

❼揭开锅盖，用勺搅拌均匀。

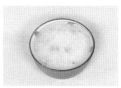

❽关火后盛出煮好的粥，装入碗中即可。

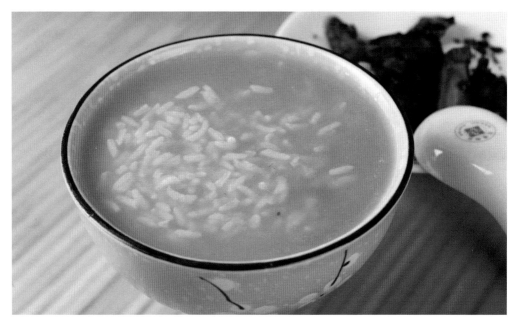

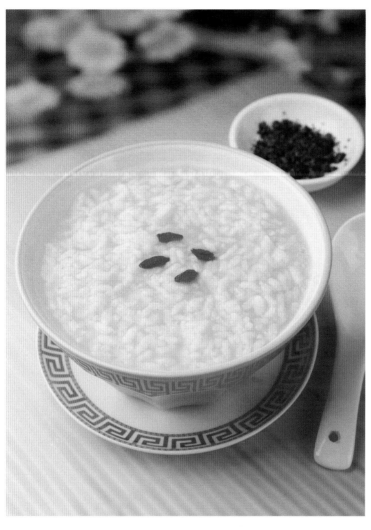

菟丝子粥

| 烹饪时间：72分钟 | 营养功效：健脾止泻

🌶 原料
水发大米150克，菟丝子12克

🍲 调料
白糖适量

制作指导

菟丝子要捞干净，这样粥的口感才好。

 ✖ 做法

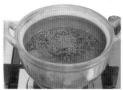

❶砂锅中注入适量清水烧热，倒入备好的菟丝子。

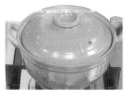

❷盖上盖，用小火煮约30分钟，至其析出有效成分。

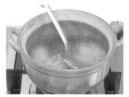

❸揭盖，捞出药材，再倒入洗净的大米，搅拌匀。

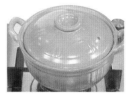

❹盖上盖，烧开后用小火煮约40分钟，至大米熟透。

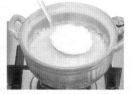

❺揭盖，加入白糖拌匀，煮至溶化，盛出装碗即成。

锁阳韭菜羊肉粥

烹饪时间：48分钟 营养功效：保肝护肾

🌶 原料

锁阳10克，韭菜90克，羊肉100克，水发大米150克

🍲 调料

盐3克，鸡粉3克，水淀粉4毫升，芝麻油2毫升，料酒5毫升，食用油适量

🍴 做法

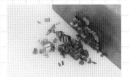

①洗好的韭菜切段。

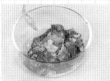

②羊肉切碎装碗，加盐、鸡粉、料酒、水淀粉、芝麻油、食用油，腌渍至入味。

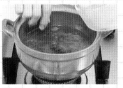

③锅中注水烧开，放入洗净的锁阳，煮至其析出有效成分。

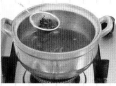

④揭开盖，将煮好的药材捞出。

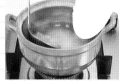

⑤倒入洗净的大米，搅拌匀，盖上盖，用小火煮至大米熟透。

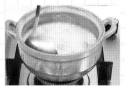

⑥揭开盖，倒入腌好的羊肉，快速搅散，煮至沸。

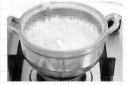

⑦放入适量盐、鸡粉，搅匀调味。

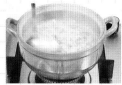

⑧倒入切好的韭菜，搅拌匀，略煮片刻，至韭菜熟软即可。

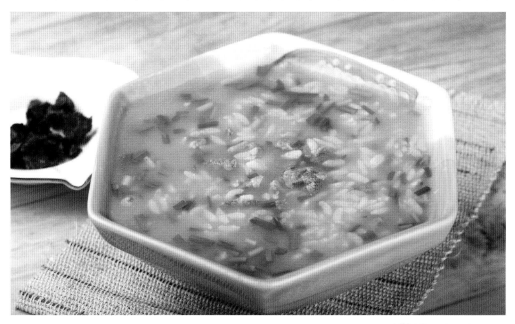

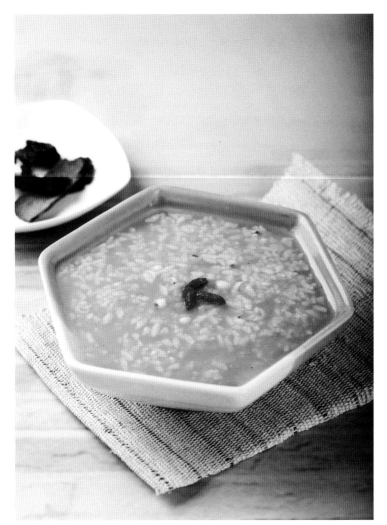

杜仲桂枝粥

▎烹饪时间：37分钟　▎营养功效：保肝护肾

原料

杜仲15克，桂皮15克，水发薏米80克，水发大米150克

制作指导

煮到粥水渐浓后要用勺不时搅动，这样避免粥粘到锅底。

做法

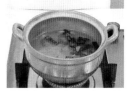

❶砂锅注水，放入杜仲、桂皮。

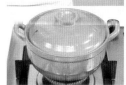

❷加盖，烧开后，小火炖15分钟至药材的药性析出。

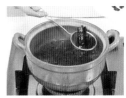

❸揭开盖子，把杜仲和桂皮捞出。

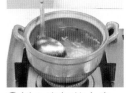

❹倒入泡好的大米，再加入薏米拌匀，加上盖，烧开后小火炖至大米和薏米熟软。

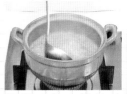

❺揭开盖，搅拌片刻，以防粘锅底，盛出装碗即可。

做法

❶ 洗好的蒜头切薄片，待用。

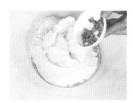

❷ 取一个纱袋，放入牛膝，扎紧袋口，制成药袋，备用。

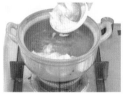

❸ 砂锅中注水烧开，放入药袋、蒜片，用小火煮约10分钟。

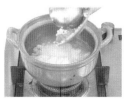

❹ 揭开盖，倒入大米拌匀，烧开后用小火续煮约至大米熟透。

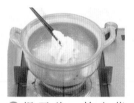

❺ 揭开盖，拣出药袋，加入少许盐，拌匀调味即可。

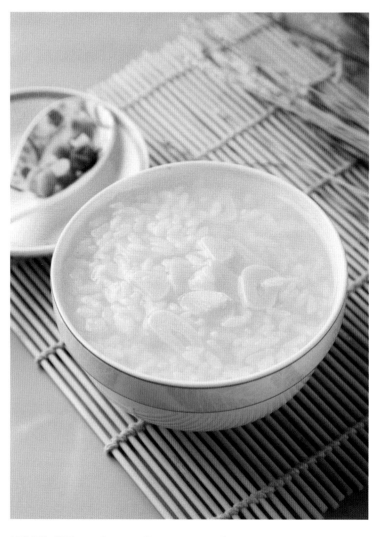

牛膝大蒜粥

▎烹饪时间：41分钟 ▎营养功效：防癌抗癌

🌶 原料

水发大米85克，蒜头40克，牛膝30克

🍲 调料

盐2克

制作指导

牛膝先用温水泡发后再煮，更容易析出有效成分。

海参粥

┃ 烹饪时间：52分钟 ┃ 营养功效：美容养颜

🌶️ 原料

海参300克，粳米250克，姜丝少许

🍲 调料

盐、鸡粉各2克，芝麻油少许

🍴 做法

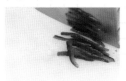

❶洗净的海参切开，去除内脏，再切丝。

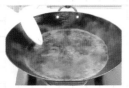

❷锅中注水烧开，放入切好的海参，略煮片刻，去除腥味。

❸捞出汆煮好的海参，装盘待用。

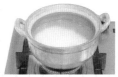

❹砂锅中注入适量清水烧热，倒入洗好的粳米，搅拌匀。

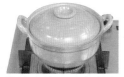

❺盖上盖，用大火煮开后转小火煮40分钟至粳米熟软。

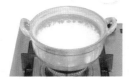

❻揭盖，加入盐、鸡粉，拌匀。

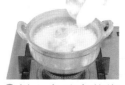

❼倒入汆过水的海参，放入姜丝拌匀，续煮至食材入味。

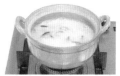

❽揭盖，淋入芝麻油，拌匀即可。

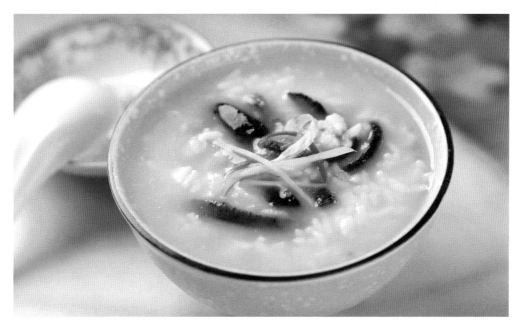

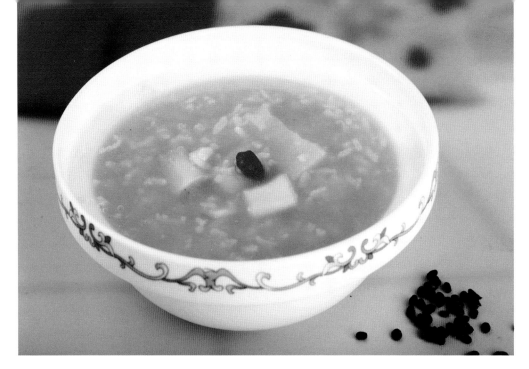

淮山补骨脂粥

▌烹饪时间：47分钟 ▌营养功效：开胃消食

🌶 **原料**

水发大米120克，淮山40克，补骨脂10克

🍲 **调料**

盐、鸡粉各2克

🍴 **做法**

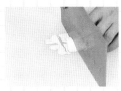

❶将洗净的淮山切小块，备用。

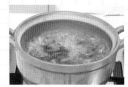

❷砂锅中注入适量清水，用大火烧开，倒入洗净的补骨脂。

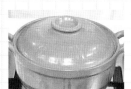

❸盖上盖，煮沸后用小火煮约15分钟，至其析出有效成分。

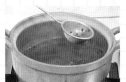

❹揭盖，捞出药材及其杂质，倒入洗净的大米，拌匀。

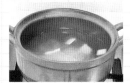

❺再放入切好的淮山，轻轻搅拌匀，使材料散开。

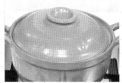

❻盖好盖，烧开后用小火煲煮约30分钟，至米粒熟透。

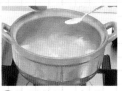

❼取下盖子，加盐、鸡粉，拌匀调味。

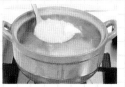

❽转中火续煮片刻，至米粥入味即成。

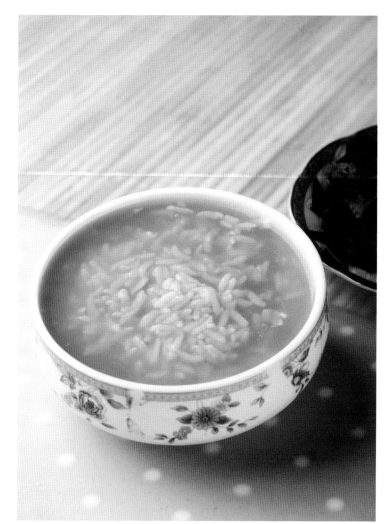

淫羊藿粥

▎烹饪时间：47分钟 ▎营养功效：益气补血

🌶 原料
淫羊藿10克，水发大米100克

🍲 调料
白糖少许

制作指导

煮粥的中途可以搅拌几次，以免煳锅。

做法

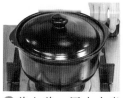

❶砂锅中注入适量清水烧开，倒入备好的淫羊藿。

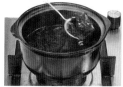

❷盖上盖，用小火煮15分钟至其析出有效成分。

❸揭开盖，捞出煮好的药材。

❹倒入洗好的大米，搅散，用小火煮30分钟至大米熟透。

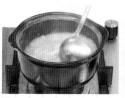

❺揭开盖，放入白糖，拌匀，略煮片刻至白糖溶化即可。

🍴 **做法**

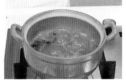

❶砂锅中注入适量清水烧开，放入洗净的桑葚干。

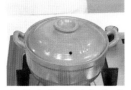

❷盖上盖，用大火煮15分钟，至其析出营养成分。

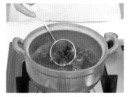

❸揭开盖，捞出煮好的桑葚。

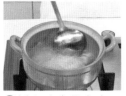

❹倒入洗净的大米，搅散。

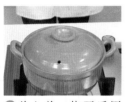

❺盖上盖，烧开后用小火续煮至食材熟透，盛出装碗即可。

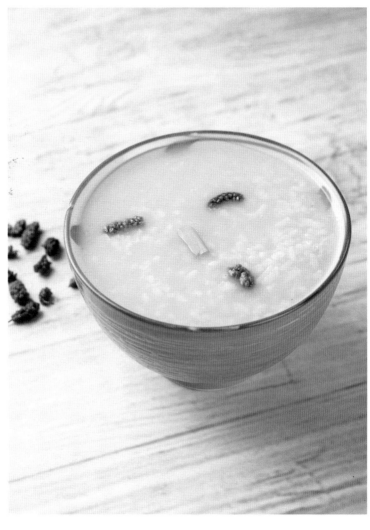

桑葚粥

▌烹饪时间：35分钟 ▌营养功效：降低血压

🌶 **原料**

桑葚干6克，水发大米150克

制作指导

煮制此粥时应不时用勺搅拌，以防止粘锅。

锁阳核桃粥

■ 烹饪时间：36分钟　　■ 营养功效：增强记忆力

🌶 原料

锁阳15克，核桃仁40克，水发大米150克

🍴 做法

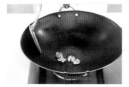

①炒锅烧热，放入核桃仁，用小火炒香，仁盛出，装入盘中。

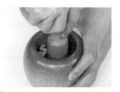

②取杵臼，放入核桃仁，捣碎，倒出核桃碎，备用。

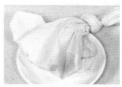

③将备好的锁阳装入药袋中，收紧袋口，待用。

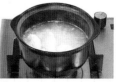

④砂锅中注入适量清水烧开，倒入洗净的大米，放入药袋。

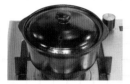

⑤盖上盖，用小火煮20分钟至其析出有效成分。

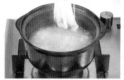

⑥揭开盖，取出煮好的药袋。

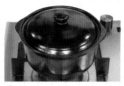

⑦再盖上盖，用小火续煮至大米熟透。

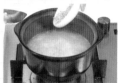

⑧揭盖，放入核桃碎，搅拌匀，略煮片刻即可。

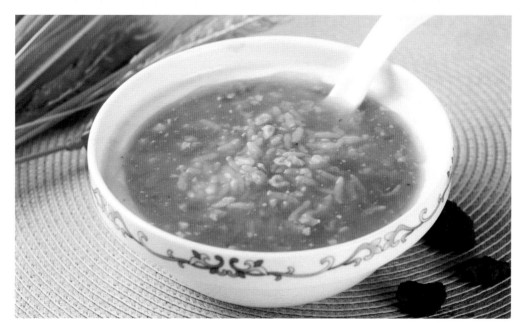

孕产妇养生粥

怀孕是一件大事，而营养饮食是怀孕这件大事中的大事。那么，作为孕产妇日常生活中应该掌握哪些饮食保健的知识呢?

均衡膳食，补充全面营养

注意营养的全面丰富，保证饮食结构合理，均衡地摄入各种蔬菜、水果、鱼、肉、禽、蛋、奶、豆制品以及坚果类食品，它们都可以添加到粥里。

积极摄取微量元素

除了补充叶酸，还应积极补充各种微量元素，其中锌、铜等也是中枢神经系统发育不可或缺的物质。

养成吃早餐的习惯

经过一整晚的消耗，孕妈妈和胎儿都需要一顿丰盛的早餐来补充营养，如果不吃可能会出现低血糖等症状，影响宝宝的生长发育。多吃防止妊娠斑的食物

细嚼慢咽，不宜过快过多

吃得过快、食物咀嚼得不精细，进入胃肠道后，食物与消化液接触的面积就会大大缩小，会影响食物与消化液的混合，有相当一部分食物中的营养成分不能被人体吸收，从而降低了食物的营养价值，对孕妈妈和胎儿没有好处，所以，孕妈妈进食时，应细嚼慢咽，不宜过快过多。

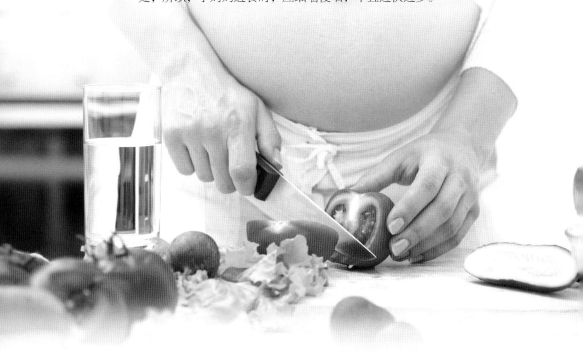

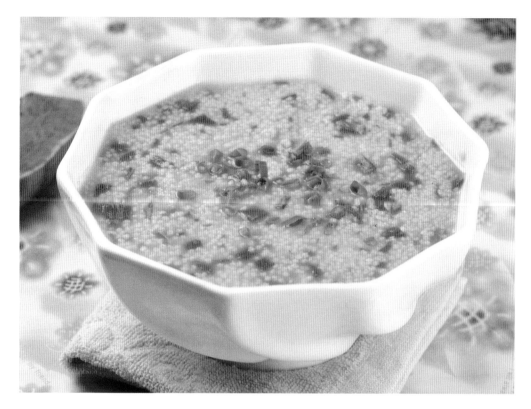

小米南瓜粥

| 烹饪时间：46分钟 | 营养功效：降压降糖

🌶 原料

水发小米90克，南瓜110克，葱花少许

🍲 调料

盐2克，鸡粉2克

🍴 做法

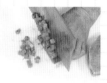

❶将洗净去皮的南瓜切厚片，再切条，改切成粒。

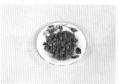

❷把南瓜装入盘中，待用。

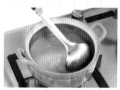

❸锅中注水烧开，倒入洗好的小米搅匀。

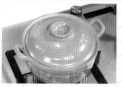

❹盖上盖，烧开后用小火煮30分钟，至小米熟软。

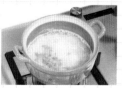

❺揭盖，倒入南瓜，拌匀，盖上盖，用小火煮至食材熟烂。

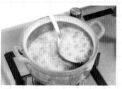

❻揭盖，放入适量鸡粉、盐，用勺搅匀调味。

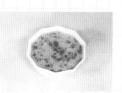

❼盛出煮好的粥，装入碗中，再撒上葱花即可。

鸡丝粥

▮烹饪时间：32分钟 ▮营养功效：养心润肺

🌶 **原料**

鸡胸肉85克，胡萝卜40克，水发大米100克，葱花少许

🍲 **调料**

盐3克，鸡粉少许，水淀粉6毫升，食用油7毫升

🍴 **做法**

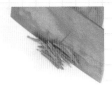

❶将去皮洗净的胡萝卜切细丝。

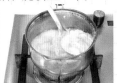

❷洗净的鸡胸肉切成丝，装碗，加盐、鸡粉、水淀粉、食用油，腌渍至入味。

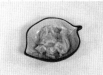

❸锅中注入适量清水烧开，倒入洗净的大米，轻轻搅拌几下。

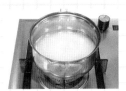

❹盖上盖子，煮沸后用小火再煮约30分钟至米粒熟软。

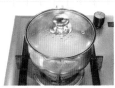

❺取下盖子，倒入胡萝卜丝、鸡肉丝，搅拌均匀。

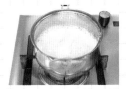

❻再用中小火续煮至全部食材熟透。

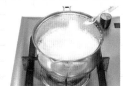

❼调入盐、鸡粉，搅拌匀。

❽再煮片刻至入味，盛出放在碗中，撒上葱花即成。

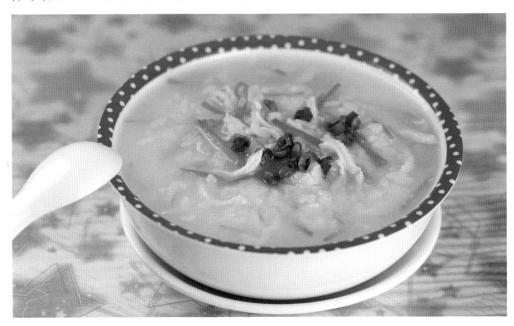

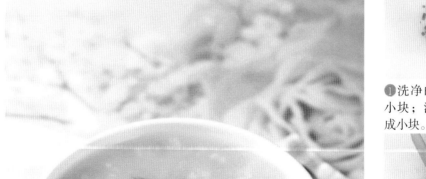

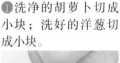做法

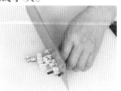

❶洗净的胡萝卜切成
小块；洗好的洋葱切
成小块。

❷洗净的黄瓜切丁
块；火腿肠去除外包
装，切成丁，备用。

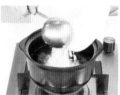

❸砂锅中注入适量清
水烧开，倒入洗净的
大米，拌匀。

❹盖上盖，烧开后用
中火煮至大米熟软。

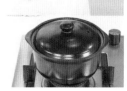

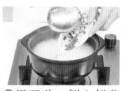

❺揭开盖，倒入胡萝
卜、洋葱、黄瓜，撒
上姜末，倒入火腿
丁，拌匀煮熟，加盐
拌煮入味即可。

蔬菜粥

▎烹饪时间：34分钟　▎营养功效：开胃消食

🌶 原料

水发大米160克，黄瓜35克，胡萝卜
25克，火腿肠45克，洋葱30克，姜末
少许

🍲 调料

盐少许

制作指导

所有食材最好都切得小
一些，这样更易入味。

鱼肉海苔粥

| 烹饪时间：3分30秒 | 营养功效：补钙

🌶 原料

鲈鱼肉80克，小白菜50克，海苔少许，大米65克

🍲 调料

盐少许

🍴 做法

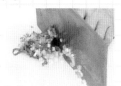

❶将洗好的小白菜剁成末；洗净的鱼肉切段，去除鱼皮；海苔切碎，备用。

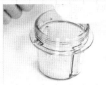

❷取榨汁机，选干磨刀座组合，将大米磨成米碎。

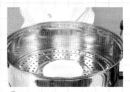

❸把鱼肉放入烧开的蒸锅中，用中火蒸8分钟至鱼肉熟透。

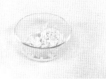

❹揭盖，把蒸熟的鱼肉取出，倒入碗中，用勺子压碎。

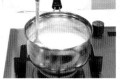

❺汤锅置火上，注水，倒入米碎，搅拌1分30秒，煮成米糊。

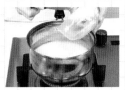

❻加入少许盐，搅匀，调成小火，倒入鱼肉，搅拌片刻。

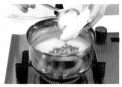

❼再加入小白菜，搅拌匀，煮沸至入味。

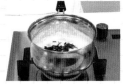

❽放入海苔，快速搅拌均匀即可。

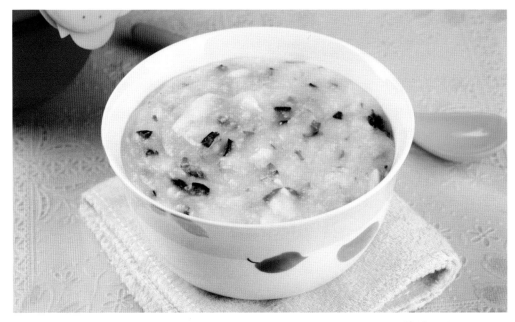

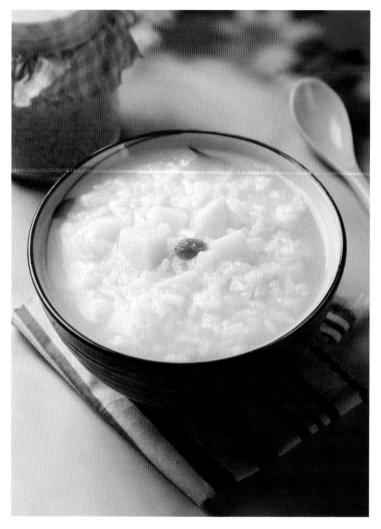

山药葡萄干粥

■ 烹饪时间：51分钟　■ 营养功效：养心润肺

原料

山药150克，水发大米200克，莲子8克，葡萄干10克

调料

白糖少许

制作指导

可以根据个人喜好，适当增减白糖的用量。

做法

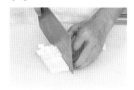

❶洗净去皮的山药切厚片，再切条，改切成丁，备用。

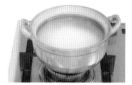

❷砂锅中注入适量清水烧开，倒入洗净的大米。

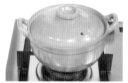

❸盖上盖，用大火煮开后转小火煮约20分钟。

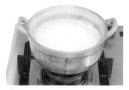

❹揭盖，放入山药、莲子、葡萄干，拌匀，盖上盖，续煮30分钟至食材熟透。

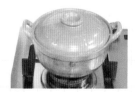

❺揭盖，加入白糖，拌匀，盛出装入碗中即可。

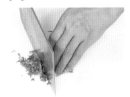

❶ 把洗净的生菜切丝，切成粒；洗好的虾皮剁成末。

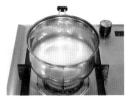

❷ 锅中注水烧开，倒入洗净的大米拌匀。

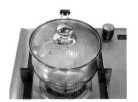

❸ 下入虾皮，搅匀，烧开，用小火煮30分钟至大米熟软。

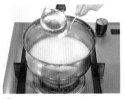

❹ 放入切好的肉末，搅拌匀，放入少许盐、生抽，搅拌匀。

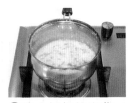

❺ 放入切好的生菜，拌匀煮沸，盛出装入碗中即成。

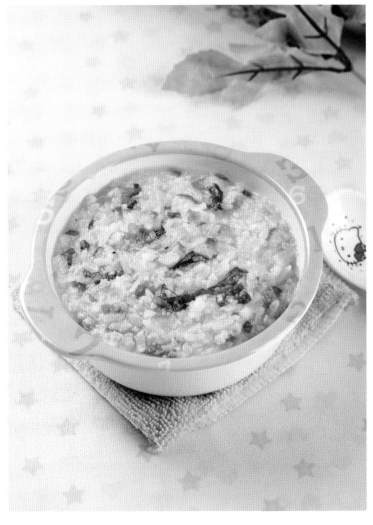

虾皮肉末青菜粥

▌烹饪时间：32分钟　▌营养功效：补钙

原料

虾皮15克，肉末50克，生菜80克，水发大米90克

调料

盐、生抽各少许

制作指导

虾皮、肉末及生菜都要尽量切得碎一些，以有利于宝宝吸收消化。

鲜虾香菇粥

▌烹饪时间：43分钟 ▌营养功效：清热解毒

原料

虾仁35克，水发香菇40克，娃娃菜65克，水发大米90克，姜片、葱花各少许

🍲 **调料**

盐1克，鸡粉2克

🍴 **做法**

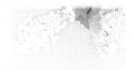  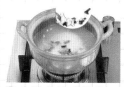 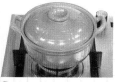

❶将洗净的娃娃菜切成小块；洗好的香菇切成小丁块。

❷洗净的虾仁切丁，备用。

❸砂锅中注水烧热，倒入大米、香菇、姜片、虾仁，拌匀。

❹盖上盖，煮开后用小火煮30分钟。

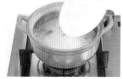 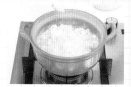 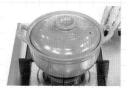 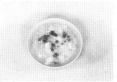

❺揭盖，倒入备好的娃娃菜。

❻加入少许盐、鸡粉。拌匀。

❼盖上盖，用中小火续煮10分钟至熟。

❽揭盖，搅拌均匀，盛出装入碗中，点缀上葱花即可。

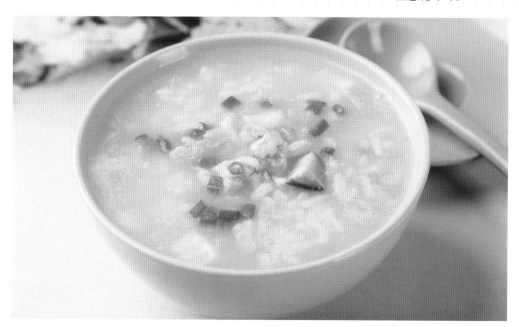

山药香菇鸡丝粥

| 烹饪时间：47分钟 | 营养功效：增强免疫

🌶 原料

鸡胸肉120克，鲜香菇50克，山药65克，
水发大米170克

🍲 调料

盐2各，鸡粉3克，料酒5毫升，水淀粉适量

🍴 做法

❶洗净的香菇切条；洗好去皮的山药切条形。

❷洗净的鸡胸肉切细丝，加盐、鸡粉、料酒、水淀粉，腌渍入味。

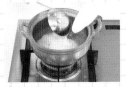

❸砂锅中注水烧开，倒入大米拌匀，煮约30分钟。

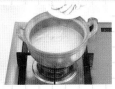

❹放入切好的山药、香菇，搅拌匀。

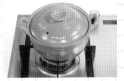

❺用小火续煮约15分钟至食材熟透。

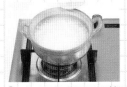

❻放入鸡肉丝，拌匀。

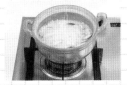

❼加入少许盐、鸡粉调味，续煮片刻。

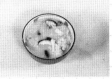

❽关火后盛出煮好的鸡丝粥即可。

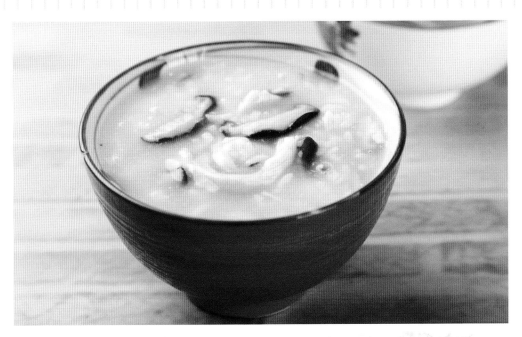

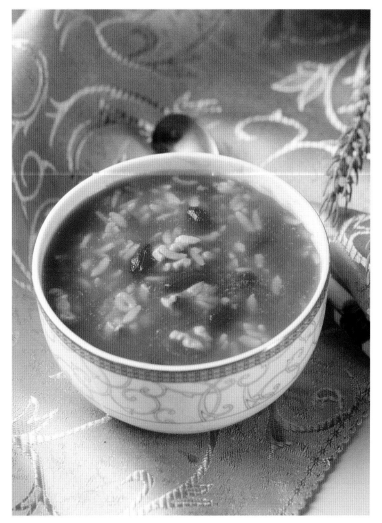

核桃枸杞粥

烹饪时间：42分钟　营养功效：益智健脑

原料

核桃仁30克，枸杞8克，水发大米150克

调料

红糖20克

制作指导

将核桃仁捣碎后再煮，更有利于营养吸收。

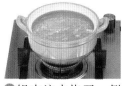

❶锅中注水烧开，倒入洗净的大米拌匀。

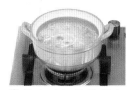

❷放入洗好的核桃仁煮至食材熟软。

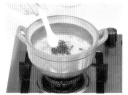

❸放入洗净的枸杞拌匀，煮至食材熟透。

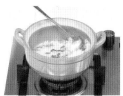

❹放入红糖拌匀，煮至溶化。

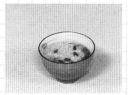

❺关火后盛出煮好的粥，装入碗中即可。

✖ 做法

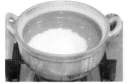

❶砂锅中注水，倒入大米，煮30分钟至大米熟软。

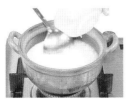

❷揭盖，倒入牛奶，拌匀。

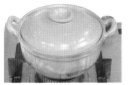

❸加盖，用小火续煮2分钟至入味。

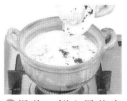

❹揭盖，倒入黑芝麻粉，拌匀。

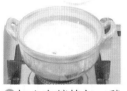

❺加入白糖拌匀，稍煮片刻，盛出装碗即可。

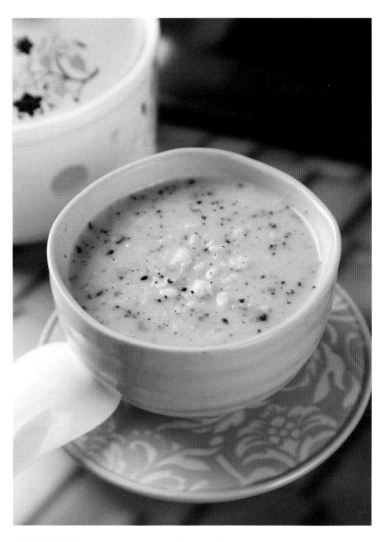

黑芝麻牛奶粥

▌烹饪时间：34分钟　　▌营养功效：增高助长

🌶 原料

熟黑芝麻粉15克，大米500克，牛奶200毫升

🍲 调料

白糖5克

制作指导

煮粥过程中记得要多搅拌几次，以免粘锅产生糊味影响粥的味道。

芡实花生红枣粥

| 烹饪时间：46分钟 | 营养功效：补钙

🌶 原料

水发大米150克，水发芡实85克，水发花生米65克，红枣15克

🍲 调料

红糖25克

🍴 做法

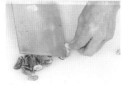

❶ 洗净的红枣切开，去核，备用。

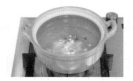

❷ 砂锅中注入清水烧开，倒入备好的芡实。

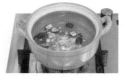

❸ 再加入红枣、花生，搅拌片刻。

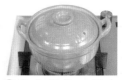

❹ 盖上锅盖，用中火煮约15分钟至其变软。

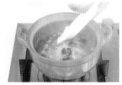

❺ 揭开锅盖，倒入备好的大米，搅拌片刻。

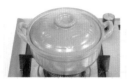

❻ 再盖上锅盖，用小火续煮约30分钟至其熟软。

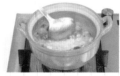

❼ 再揭开锅盖，加入适量红糖，搅拌至溶化。

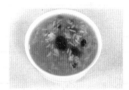

❽ 将煮好的粥盛出，装入碗中即可。

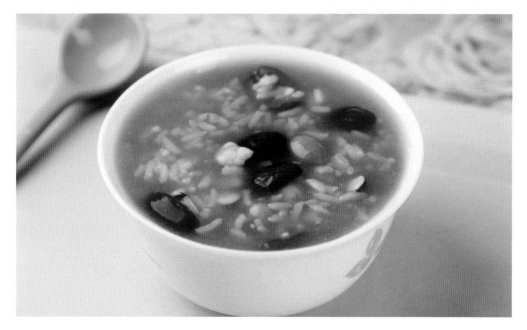

山药乌鸡粥

┃烹饪时间：47分钟　┃营养功效：增强免疫

🌶 原料

水发大米145克，乌鸡块200克，山药65克，姜片、葱花各少许

🍲 调料

盐、鸡粉各2克，料酒4毫升

🍴 做法

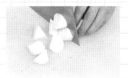

❶将去皮洗净的山药切滚刀块。

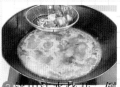

❷锅中注水烧开，倒入乌鸡块，淋入料酒，汆去血水，捞出待用。

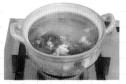

❸砂锅中注入适量清水烧热，倒入汆过水的乌鸡块。

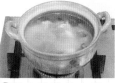

❹放入洗净的大米，撒上姜片拌匀。

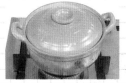

❺盖上盖，烧开后用小火煮约25分钟，至米粒熟软。

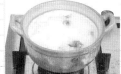

❻揭盖，倒入切好的山药，搅拌匀。

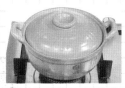

❼再盖上盖，用小火续煮约20分钟，至食材熟透。

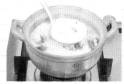

❽揭盖，加盐、鸡粉调味，盛出装入碗中，撒上葱花即可。

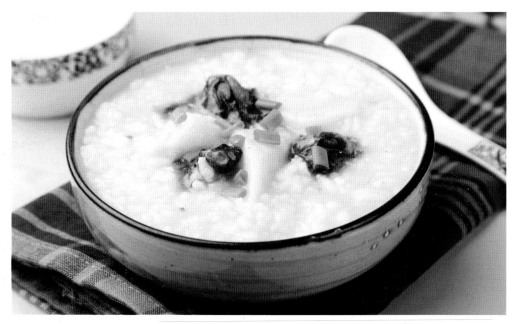